ECMO 技术与病例解析

主编 王波定 杜力文

科学出版社
北京

内 容 简 介

本书是一本专注于体外膜肺氧合（ECMO）技术在临床应用的真实案例集锦。全书分 7 章，包含技术概述、ECMO 设备、ECMO 操作流程与监控维护、ECMO 临床病例解析、ECMO 患者的护理、ECMO 的未来发展趋势、ECMO 相关伦理和法律问题。从病情发展到治疗过程，再到使用 ECMO 技术的关键决策点，逐一剖析。每个案例后都有专家点评，进一步指导读者如何提炼经验、总结教训。本书不仅适用于心脏外科、重症医学科、呼吸科等多个相关科室的医师和护士，也适合正在接受相关培训的医学生和研究生阅读参考。

图书在版编目（CIP）数据

ECMO 技术与病例解析 / 王波定，杜力文主编. -- 北京：科学出版社，2025.7.
ISBN 978-7-03-082824-8

Ⅰ. R654.1

中国国家版本馆 CIP 数据核字第 20257A94T4 号

责任编辑：高玉婷 / 责任校对：张 娟
责任印制：师艳茹 / 封面设计：无极书装

科学出版社 出版
北京东黄城根北街 16 号
邮政编码：100717
http://www.sciencep.com

三河市春园印刷有限公司印刷
科学出版社发行 各地新华书店经销

*

2025 年 7 月第 一 版　开本：787×1092　1/16
2025 年 7 月第一次印刷　印张：10 1/2
字数：250 000
定价：108.00 元
（如有印装质量问题，我社负责调换）

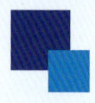
编者名单

主　编　王波定（宁波市第二医院）
　　　　　杜力文（宁波市第二医院）

副主编　乐元洁（宁波市第二医院）
　　　　　刘　鹏（宁波市第二医院）
　　　　　孙亚冰（宁波市第二医院）
　　　　　陈　薇（宁波市第二医院）
　　　　　范晓翔（宁波市第二医院）
　　　　　潘建能（宁波市第二医院）

编　者（以姓氏笔画为序）
　　　　　丁海林（复旦大学附属中山医院）
　　　　　王华军（宁波大学附属人民医院）
　　　　　毛鑫亮（宁波市第二医院）
　　　　　石永伟（宁波市第二医院）
　　　　　田仁斌（遵义医科大学附属医院）
　　　　　史笑笑（宁波市第二医院）
　　　　　冯　英（兰州大学第二医院）
　　　　　成　绩（宁波市第二医院）
　　　　　苏倩倩（宁波市第二医院）
　　　　　李常路（宁波市急救中心）
　　　　　李慧萍（阜外华中心血管病医院）
　　　　　余　愿（华中科技大学同济医学院附属协和医院）
　　　　　余旭琦（宁波大学附属妇女儿童医院）

余越洲（宁波市第二医院）
汪卫栋（宁波大学附属人民医院）
张京臣（浙江大学附属第一医院）
张理光（宁波市第二医院）
陈亚波（宁波市第二医院）
陈雨露（宁波市第二医院）
陈佳雯（宁波市第二医院）
陈敏丽（宁波市第二医院）
苟　凯（宁波市第二医院）
徐万田（宁波市第二医院）
诸雪琪（宁波市第二医院）
鲍梦婷（宁波市第二医院）

前　言

体外膜肺氧合（ECMO）技术作为重症医学领域的关键生命支持手段，在近几十年取得了飞速发展，为众多严重心肺功能衰竭患者带来了生的希望。从最初的理论探索到如今广泛应用于临床，ECMO的每一步跨越都凝聚着无数医学科研人员和临床工作者的智慧与努力。它不仅是医疗技术进步的象征，更是人类在与疾病顽强抗争过程中的有力武器。然而，ECMO技术涉及多学科知识，其设备复杂、操作要求高、并发症管理棘手，且在临床应用中面临诸多伦理和法律挑战。这使得无论是初涉该领域的医学新人，还是经验丰富的临床专家，都需要不断学习和深入研究，以便更好地掌握和运用这一技术。

基于此，我们编写了这部关于ECMO的著作。本书旨在为广大医学工作者提供全面、系统且深入的ECMO知识体系，涵盖从基础理论到临床病例实践，再到护理培训与伦理法律等多个层面的内容。希望能够帮助读者全面了解ECMO技术，提升临床应用能力，同时引发对相关问题的深入思考，推动ECMO技术在我国的进一步发展。

在内容架构上，本书精心编排了多个章节。开篇详细阐述了ECMO的定义、历史、工作原理、分类及适应证等基础知识，为读者搭建起理解这一技术的基石。通过回顾ECMO从萌芽到逐步成熟的发展历程，让读者清晰地认识到其在医学领域的重要地位和巨大价值。随后，对ECMO设备和套包耗材进行深入细致的介绍，从核心设备的功能、工作机制，到套包耗材的组成、使用注意事项及维护保养方法，都进行了全方位解读，使读者对ECMO的硬件设施有了全面且深入的了解，为临床操作提供坚实的理论支撑。操作流程与监控维护章节详细描述了ECMO的安装、启动、运行过程中的参数设置与监测，以及设备的日常维护和故障处理方法。这部分内容基于大量的临床实践经验，为读者提供了极具操作性的指导，有助于规范临床操作流程，提高ECMO治疗的成功率和安全性。

临床病例部分选取了多种不同病症且具有代表性的案例，详细记录了从患者病史、诊断思路、诊疗经过到学习讨论和经验总结的全过程。这些病例展示了ECMO在不同临床场景下的应用，使读者能够通过实际案例深入理解ECMO的临床应用要点和难点，以及如何在复杂疾病治疗中灵活运用这一技术。

此外，本书还关注到ECMO治疗中的并发症与处理、新生儿及孕产妇等特殊群体的应用、特殊环境下的ECMO应用，以及患者的护理和出院预后等方面。针对并发症，深入分析了其发生原因、临床表现及处理措施，帮助读者提高应对并发症的能力；在特殊群体应用和特殊环境应用章节，探讨了 ECMO 在不同场景下的应用特点和挑战，为临床实践提供了更具针对性的指导；而护理和出院预后章节则强调了护理工作在 ECMO 治疗中的重要性，以及延续性护理对患者长期康复的积极意义。

在 ECMO 技术快速发展的当下，其未来趋势、技能培训及伦理法律问题也不容忽视。本书对这些方面进行了探讨，展望了 ECMO 技术在创新研究、院前应用等方面的前景，介绍了规范化培训的要求、内容和目标，同时深入分析了 ECMO 治疗中涉及的伦理考量和法律框架，引导读者在实践中遵循伦理原则，保障患者权益。

本书的编写汇聚了众多专家学者和一线临床工作者的经验与智慧。在编写过程中，我们参考了大量国内外的权威文献、临床研究成果及实践经验总结，力求内容准确、实用、前沿。但医学发展日新月异，ECMO 技术也在不断进步，书中难免存在不足之处，恳请广大读者批评指正。希望本书能够成为医学工作者在 ECMO 领域学习和实践的得力助手，为提高我国 ECMO 技术的临床应用水平、挽救更多患者的生命贡献一份力量。

王波定

宁波市第二医院

目 录

第一章 技术概述 ………………………………………………………… 1
 第一节 ECMO 的定义和历史 …………………………………………… 1
 第二节 ECMO 的工作原理 ……………………………………………… 4
 第三节 ECMO 的分类、适应证及禁忌证 ……………………………… 6

第二章 ECMO 设备 ……………………………………………………… 11
 第一节 ECMO 核心设备 ………………………………………………… 11
 第二节 ECMO 套包耗材：生命支持的关键保障 ……………………… 16
 第三节 ECMO 套包的功能 ……………………………………………… 21
 第四节 ECMO 套包的使用注意事项 …………………………………… 22
 第五节 ECMO 套包的维护与保养 ……………………………………… 23

第三章 ECMO 操作流程与监控维护 …………………………………… 26
 第一节 ECMO 的安装和启动流程 ……………………………………… 26
 第二节 超声在 ECMO 中的应用 ………………………………………… 30
 第三节 ECMO 的监控与维护 …………………………………………… 34

第四章 ECMO 临床病例解析 …………………………………………… 39
 第一节 心肺相关支持 …………………………………………………… 39
 第二节 并发症处理 ……………………………………………………… 70
 第三节 新生儿和孕产妇病例 …………………………………………… 88
 第四节 其他特殊临床病例 ……………………………………………… 98

第五章 ECMO 患者的护理 ……………………………………………… 119
 第一节 清醒 ECMO 患者的生理和心理护理 …………………………… 119
 第二节 ECMO 患者出院预后与延续性护理 …………………………… 122

第六章 ECMO 的未来发展趋势 ·················· 127

第一节 ECMO 技术创新与研究方向：从技术革新到临床实践 ·················· 127
第二节 院前开展 ECMO 的前景 ·················· 130
第三节 ECMO 的技能培训 ·················· 137

第七章 ECMO 相关伦理和法律问题 ·················· 147

第一节 ECMO 治疗的伦理考量 ·················· 147
第二节 ECMO 治疗涉及的法律框架及患者权益 ·················· 150

附录 常用 ECMO 术语表 ·················· 154

第一章 技术概述

第一节 ECMO 的定义和历史

体外膜肺氧合（extracorporeal membrane oxygenation，ECMO）是一种以体外循环系统为基础，通过人工心肺支持技术实现心肺功能替代的高级生命支持技术。从 17 世纪的血液循环理论探索，到 20 世纪初的动物实验，再到 20 世纪中期的临床应用，随着医疗技术、材料技术、机械技术的不断发展，ECMO 经历了漫长的发展过程。近年来，在体外生命支持技术的推广和普及下，ECMO 被越来越广泛地应用于危重症患者的救治。

ECMO 是体外生命支持（extracorporeal life support，ECLS）技术的一种，主要用于暂时替代患者的心肺功能，为重症心肺功能衰竭患者提供持续的体外呼吸与循环支持。它通过体外循环系统，将患者的静脉血引出体外，经过膜肺（人工肺）进行氧合后，再通过血泵（人工心脏）将富含氧气的血液回输至体内，从而部分或完全替代患者的心肺功能。模式可以分为静脉到静脉（veno-venous，VV）和静脉到动脉（veno-arterial，VA）两种，前者只辅助呼吸功能，而后者可以同时辅助呼吸和血液循环功能。

一、ECMO 的核心组成

ECMO 系统主要由以下几部分组成。①血管通路：包括静脉引流管、动脉灌注管和体外连接管路，用于血液的引出和回输。②离心泵（人工心脏）：为血液流动提供动力，常见的有离心泵和滚轴泵。③膜肺（人工肺）：用于模拟肺部的气体交换功能，将氧气弥散到血液中，同时排出二氧化碳。④监测与控制系统：实时监测血液氧合状态、血流量、压力等关键参数。⑤空氧混合器和变温水箱：用于调节氧气供应和血液温度。

二、ECMO 的工作模式

（一）ECMO 的两种模式

1. 静脉-静脉体外膜肺氧合（veno-venous extracorporeal membrane oxygenation，VV-ECMO） 主要用于部分或完全替代患者的呼吸功能，使其得到充分休息，从而为原发病的诊治争取时间。VV-ECMO 能够提供氧合支持，回流的血液经过肺循环，从而提高全身氧合水平，间接改善心脏功能。但这种模式需要较高的体外血流量，且 ECMO 循环与心肺是串联运行的，在功能上适用于单纯呼吸衰竭患者。

2. 静脉-动脉体外膜肺氧合（veno-arterial extracorporeal membrane oxygenation，VA-ECMO） 主要用于部分或完全替代患者的心肺功能。VA-ECMO的灌注血管是动脉，提供的氧合血液直接进入动脉系统，与心脏泵出的血液共同参与全身的血液循环。同时，部分血液也会流经患者自身的肺循环，以循环支持为主，同时兼顾部分呼吸支持。该模式的优点是部分回流血能够不经过肺循环从而降低肺动脉压，可用于右心功能衰竭患者；也能在较低的流量下获得更高的动脉血氧分压（partial pressure of oxygen in arterial blood，PaO_2），且ECMO循环与心肺是并联运行的，在功能上适用于心肺联合衰竭患者。

（二）ECMO在临床上的应用范围广泛

1. 心脏手术　用于维持患者的心肺功能，支持复杂手术操作。

2. 心脏衰竭　为严重心脏衰竭患者提供临时的心脏支持。

3. 呼吸衰竭　如急性呼吸窘迫综合征（acute respiratory distress syndrome，ARDS）、重症肺炎等，ECMO可提供氧合支持。

4. 新生儿救治　用于出生时呼吸困难的婴儿。

5. 心搏骤停　ECMO可用于体外心肺复苏（extracorporeal cardiopulmonary resuscitation，ECPR），为心搏骤停患者提供循环支持。

6. 器官移植　为等待器官移植的患者提供过渡支持。

三、ECMO发展的历史

ECMO技术的发展历程跨越了近一个世纪，从最初的实验室研究到如今成为重症医学领域不可或缺的技术，广泛应用于临床危重急救中。该技术在一定程度上可以代表一个医院、一个地区乃至一个国家重症患者的救治水平。ECMO的发展历程充满了创新与挑战。

（一）早期探索与技术萌芽（20世纪30～20世纪50年代）

ECMO技术的起源可以追溯到20世纪30年代。1930年，外科医师John Gibbon的一位患者发生了严重的肺栓塞。尽管医师们以最快的速度通过手术从患者的动脉中取出了血块，但是长时间的缺氧导致患者发生了不可逆转的脑损伤，乃至死亡。John Gibbon医师后来回忆道："患者为求生而挣扎的情景深深震撼了我，但我无能为力。当我注意到她的血管逐步膨胀，血液颜色也越来越黑时，很自然地想到若我们能在阻断回心血流的情况下，一边将这些血液用任何方法持续抽出，去除二氧化碳，加入氧气，再将此血液注入血管内，一边安全地切开肺静脉取出血栓，就可能挽救她的生命……我们应该绕过血栓在患者体外做一部分心和肺的工作。这样可以在患者心肺无法工作的情况下维持生命体征，也能够让医师在阻断回心血流的情况下安全的取出血栓。"由此，John Gibbon萌生了开发人工心肺机的想法。在这之后John Gibbon的团队开始研究体外循环技术，并在实验室中进行了初步探索。1953年，John Gibbon成功利用体外循环技术完成了第一例心脏直视手术，他使用该设备在体外维持循环26min，成功完成了巨大房间隔缺损的修补术，这一成就标志着体外循环技术在临床中的首次应用，John Gibbon也因此被称作"体外循环之父"。然而，当时的体外循环技术并不成熟，主要用于心脏手术，且由于设备对血液成分的损伤较大，无法提供长时间的心肺支持。随后，John Webster Kirklin 医师在 John Gibbon 的人工心肺机的基础上不断加以改进，于 1958 年报道了 245 例在体外循环下进行的手术，体外循环技术正式进入大众视野，且为心脏外科手术提供了无限可能。

（二）技术突破与初步应用（20世纪60～20世纪70年代）

20世纪60年代，Hill 医师团队在动物实验中成功使用了一种新型的气体渗透型膜，实现了体外膜肺氧合，自此第一个膜式氧合器诞生并应用于临床。这种氧合器通过半透膜将血液与氧气分开，避免了血液与气体的直接接触，从而大大减少了对血液成分的损伤，这一技术的突破使得长时间的心肺支持成为可能，为 ECMO 的发展奠定了基础。且在 1960～1970 年，因为抗凝控制技术的逐步探索和实现，全身肝素化辅助抗凝技术的引入显著降低了 ECMO 治疗中的血栓和出血风险，使得心肺转流技术在临床中的持续使用时间得以延长。这一进步使得 ECMO 技术更加安全可靠，为后续的临床应用提供了保障。

1971年，随着技术的进步，Hill 医师首次成功应用 ECMO 技术持续 3d，救治了1例 27 岁因车祸多发伤导致呼吸衰竭的男性患者，这一成功案例为 ECMO 技术的临床应用开启了大门。1975年，Robert Bartlett 医师首次应用 ECMO 成功救治了1例患持续性胎儿循环（persistent fetal circulation，PFC；也称为持续性肺动脉高压状态）的新生儿。这些里程碑式的事件标志着 ECMO 技术在危重症患者救治中的重要进展。

（三）技术成熟与广泛应用（20世纪80～20世纪90年代）

ECMO 的技术和设备成熟于 20 世纪 80 年代。1983 年，弗吉尼亚医学院、密歇根大学和匹兹堡大学分别成立了 ECMO 中心，标志着 ECMO 技术的逐步成熟。1989 年，国际体外生命支持组织（extracorporeal life support organization，ELSO）在密歇根大学成立，推动了全球 ECMO 技术的交流与合作。随着该技术的不断改进和成熟，ECMO 的应用范围也不断拓展，从最初的新生儿呼吸衰竭支持，逐渐扩展到成人 ARDS、暴发性心肌炎、心搏骤停等多个领域。1993 年，Zwushenberrger 团队对 5000 例使用 ECMO 治疗的呼吸衰竭患儿进行调查，调查结果表明，其生存率为 82%，而常规治疗死亡率为 80%，这一对比意味着 ECMO 治疗优于传统治疗方法，显著提高了危重患者的生存率。

在这一时期，ECMO 设备不断优化，包括更先进的氧合膜材料和更小的血管插管技术。这些改进使得 ECMO 操作更加简便，能够在床旁快速实施，进一步提高了其在急救中的应用价值。

（四）全球化与现代化（2000年至今）

据统计，2004 年，全球仅有 100 多家医院开展 ECMO 技术，且主要集中在较为发达的西方国家。然而，随着技术的普及和设备的改进，ECMO 的应用在全球范围内迅速增长。截至 2022 年，全球已有 577 个 ECMO 中心，主要分布在中国、美国等多个国家。在中国，ECMO 行业目前的主要应用场景集中于三级甲等医院。近 5 年 ECMO 技术在三甲医院数量持续增长，2017～2021 年中国三级甲等医院开展 ECMO 技术的数量从 1360 家增加至 1651 家，复合增长率为 5.0%。

ECMO 技术在重症新冠患者的救治中发挥了重要作用。它多次从死神手中抢回重症患者的生命，被称为重症患者的最后一根救命稻草。许多国家的 ECMO 使用量显著增加，进一步推动了该技术的发展和普及。近年来，ECMO 技术在材料科学、生物相容性、抗凝技术等方面取得了显著进展。例如，新型的聚甲基戊烯（polymethylpentene，PMP）非对称均质微孔膜材料显著提高了氧合效率和使用寿命。不仅如此，经皮穿刺技术的进步也使得 ECMO 操作更加简便，能够在床旁快速完成。

ECMO 技术从最初的实验室研究到如今成为重症医学领域的重要技术，经历了近一个世纪的发展历程。这一过程不仅见证了医学技术的巨大进步，也体现了人类在与疾病斗争中的不懈努力和创新精神。随着技术的进步，ECMO 的应用范围也不断扩大，特别是在新冠疫情期间，ECMO 为重症患者提供了重要的生命支持。此外，国产 ECMO 的研发和临床应用也在不断推进，有望进一步降低医疗成本，提高可及性。

ECMO 作为一种"救命神器"，在重症医学中发挥着不可替代的作用，为危重症患者提供了最后的希望。

（杜力文　王波定）

第二节　ECMO 的工作原理

体外膜肺氧合是一种高级生命支持技术，它通过部分或全部替代心肺功能，为严重心肺功能衰竭的患者提供临时的循环和呼吸支持。ECMO 的工作原理涉及复杂的生理学和工程学知识，下面对其基本概念、工作原理等方面进行详细阐述。

一、ECMO 的基本概念

ECMO 是一种体外循环技术，它通过将患者的血液引出体外，经过人工膜肺进行氧合和二氧化碳排出，然后再将氧合后的血液回输到患者体内，从而维持组织的氧供和排出二氧化碳。ECMO 系统主要由以下几个部分组成：负责驱动血液在体外循环，通常采用离心泵或滚轴泵；模拟肺的功能，进行氧气和二氧化碳交换的氧合器（膜肺）；调节血液温度，保持患者体温稳定的热交换器；连接患者与 ECMO 设备，包括引流管和灌注管；建立用于监测血流速度、压力、氧合情况等参数的系统。

二、ECMO 的工作原理

ECMO 的工作原理是通过体外循环技术，将患者的血液引出体外，经过人工氧合和二氧化碳排出后，再将氧合后的血液回输到患者体内，从而部分或完全替代心肺功能，为患者提供临时的生命支持。

临床上，通常选择大静脉进行插管，如股静脉或颈内静脉，这些静脉的直径较大，能够提供足够的血流量以满足 ECMO 的需求。通过插管，将患者的静脉血液从体内引出，进入 ECMO 系统进行处理，从而实现体外氧合和二氧化碳排出。

根据 ECMO 模式的不同，插管方式也有所区别。① VA-ECMO：需要两根插管，一根用于引流静脉血，另一根用于回输氧合血到动脉。② VV-ECMO：通常使用双腔插管，从静脉引流血液并回输到静脉，通过负压或离心泵的作用，血液从患者的静脉中被抽出，进入 ECMO 管路系统。

血液氧合是在体外模拟肺的功能，将氧气输入血液并排出二氧化碳。氧合器是 ECMO 系统的核心部件，由中空纤维膜组成。这些纤维膜的一侧流动血液，另一侧流动氧气。氧气通过纤维膜扩散进入血液，提高血液中的氧含量；血液中的二氧化碳则通过纤维膜扩散到氧气侧，随后被排出系统。氧合器能够高效地进行气体交换，确保血液在短时间内达到足够的氧合水平。在氧合过程中，血液可能会因体外循环而变冷，因此需要通过热交换器调节血液温度，使其接近正常体温。

血液回输是将经过氧合的血液重新输回患者体内，以维持全身组织的氧供。回输路径有 2 种。① VA-ECMO 模式：ECMO 系统可以直接将氧合后的血液通过插管回输到动脉系统（如股动脉或颈动脉），再进入体循环，减轻心脏泵血负担，维持全身血液循环。这种模式不仅能提供呼吸支持，还能提供循环支持，对于心力衰竭的患者来说尤为重要。② VV-ECMO 模式：氧合后的血液通过插管回输到静脉系统（如上腔静脉或下腔静脉），主要提供呼吸支持，而不直接支持心脏功能，心脏仍然需要承担泵血功能。

回输过程中需要控制适当的压力，以避免对血管和心脏造成额外负担。回输的血液与患者自身的血液循环混合，确保全身组织获得足够的氧气和营养物质。

ECMO 系统可以根据患者的需要调节血流速度（通常为 2～6L/min），以确保提供足够的氧供和循环支持。通过监测血压、中心静脉压（central venous pressure，CVP）等参数，实时调整 ECMO 的运行状态。正是因为高效的运作方式，ECMO 系统维持了全身组织的血液灌注，防止因缺氧导致器官功能损害。

三、工作原理的生理学基础

ECMO 作为一种高级生命支持技术，为严重心肺功能衰竭的患者提供了生的希望。它的工作原理涉及复杂的生理学和工程知识，需要多学科团队的紧密合作。ECMO 通过提高血液中的氧含量，确保全身组织获得足够氧气的同时，排出多余的二氧化碳，维持酸碱平衡。对于严重呼吸衰竭患者来说，ECMO 可以显著改善氧合，降低机械通气的强度和肺损伤的风险，从而增加患者的氧供。

在 VA-ECMO 模式下，ECMO 系统可以部分替代心脏的泵血功能，降低心脏的前负荷和后负荷，为心脏恢复争取时间。对于心源性休克的患者，ECMO 可以提供临时的循环支持，直至心脏功能恢复或进行进一步治疗（如心脏移植）。

在 VV-ECMO 模式下，ECMO 系统可以降低机械通气的参数（如潮气量和气道压力），减少呼吸机相关性肺损伤（ventilator-induced lung injury，VILI），为肺部的恢复创造条件。

随着技术的不断进步，ECMO 设备正变得越来越小型化和智能化。未来 ECMO 设备可能会更加便携和易于操作，这将有助于其能够在更严苛的环境条件下使用，并且可以通过更先进的控制和监测系统减少并发症的发生。此外，ECMO 的应用范围也可能会扩大，为更多患者提供生命支持。

（荀　凯　诸雪琪）

第三节　ECMO 的分类、适应证及禁忌证

一、ECMO 的分类

体外膜肺氧合是通过体外循环系统为患者提供心肺支持。根据支持的器官系统，ECMO 主要分为以下几种类型。

（一）VV-ECMO

提供呼吸支持。将患者的静脉血引出体外，通过膜肺氧合器进行氧合和二氧化碳清除后，再将氧合血回输到患者的静脉系统。操作相对简单，无须动脉置管，减少了动脉并发症的风险，但不能提供心脏支持，适用于严重呼吸衰竭但心功能相对稳定的患者，如 ARDS、重症肺炎、肺栓塞等。

（二）VA-ECMO

提供心肺支持。将患者的静脉血引出体外，通过膜肺氧合器进行氧合和二氧化碳清除后，再将氧合血回输到患者的动脉系统。可同时提供心肺支持，适用于心肺功能均严重受损或存在严重心脏衰竭的患者，如心源性休克、心肌梗死、心肌炎、心脏手术后心功能不全等。此模式操作复杂，需要动脉置管，增加了肢体缺血、血栓形成等并发症的风险。

（三）AV-ECMO

动脉 - 静脉体外膜肺氧合（arterio-venous extracorporeal membrane oxygenation，AV-ECMO）较少使用。将患者的动脉血引出体外，通过膜肺氧合器进行氧合和二氧化碳清除后，再将氧合血回输到患者的静脉系统。主要用于需要较高血流动力学支持的患者，因为其可能导致动脉窃血综合征，大大增加了动脉并发症的风险，所以临床上使用较少。

二、ECMO 的适应证和禁忌证

（一）VV-ECMO 的适应证

VV-ECMO 是一种体外生命支持技术，主要用于治疗严重的急性呼吸衰竭，以下是 VV-ECMO 的详细适应证。

1. ARDS　ARDS 是一种严重的肺部疾病，特征是肺泡内充满液体，严重影响气体交换，导致低氧血症。VV-ECMO 适用于在最优的机械通气条件下吸入氧浓度（fraction of inspired oxygen，FiO_2）≥ 0.8，潮气量 6ml/kg 预测体重，呼气末正压（positive end-expiratory pressure，PEEP）≥ $10cmH_2O$，联合保护性肺通气策略、肺复张、俯卧位通气等其他治疗手段后仍效果不佳，氧合指数（PaO_2/FiO_2，正常值 400 ～ 500mmHg）< 80mmHg 的低氧血症呼吸衰竭患者。

确诊 ARDS 的条件：$PaO_2/FiO_2 < 50mmHg$ 持续 $> 3h$ 或 $PaO_2/FiO_2 < 80mmHg$ 持续 $> 6h$；血液酸碱度 < 7.25 且动脉血二氧化碳分压（partial pressure of carbon dioxide in arterial blood，$PaCO_2$）$\geqslant 60mmHg$ 持续 $> 6h$ [同时呼吸频率增至 35 次 / 分，机械通气设置调整到维持气道平台压（plateau pressure）$\leqslant 32cmH_2O$]。

2. 其他原因引起的急性呼吸衰竭

（1）急性嗜酸性粒细胞肺炎：一种罕见的肺部疾病，特征是肺泡内充满嗜酸性粒细胞，影响气体交换。

（2）弥漫性肺泡出血或肺出血：肺泡内出血，导致严重的低氧血症。

（3）严重哮喘：严重的哮喘发作，导致气道严重狭窄，影响气体交换。

（4）胸部创伤：如创伤性肺损伤和严重的肺挫伤，导致肺部功能受损。

（5）严重的吸入性损伤：如吸入有毒气体或烟雾，导致肺部损伤。

（6）大型支气管胸膜瘘：支气管与胸膜腔之间的异常通道，导致气体交换障碍。

3. 肺移植相关

（1）肺移植围术期：在肺移植手术前后，用于支持患者的呼吸功能，确保手术顺利进行。

（2）原发性移植物功能不全：肺移植后，移植物出现功能障碍，需要临时支持以等待移植物功能恢复。

4. 其他特殊情况

（1）肺血栓动脉内膜切除术后出现再灌注性肺水肿和心肺衰竭的患者：手术后可能出现严重的肺水肿和心肺功能衰竭，需要 VV-ECMO 支持。

（2）弥漫性肺泡出血患者：严重的肺泡出血，导致低氧血症和呼吸衰竭。

（3）出现急性肺栓塞伴重度气体交换障碍，但心功能正常的患者：虽然心功能正常，但气体交换严重受损，需要 VV-ECMO 支持。

（二）VV-ECMO 的相对禁忌证

虽然 VV-ECMO 在治疗严重的呼吸衰竭方面具有显著效果，但也有一些相对禁忌证。

1. 导致呼吸衰竭的原发病不可逆且无肺移植意愿　如果原发病不可逆，且患者不愿意接受肺移植，则 VV-ECMO 可能不是最佳选择。

2. 严重脑功能障碍　如严重的脑损伤或脑出血，可能影响患者的预后。

3. 有抗凝禁忌　如严重的凝血功能障碍或正在使用抗凝药物，可能增加出血风险。

4. 高通气支持水平应用 $> 7d$　长期高通气支持可能导致肺部损伤，影响 VV-ECMO 的效果。

5. 血管病变限制通路的建立　如严重的血管疾病，可能影响 VV-ECMO 的实施。

6. 免疫抑制　如患者正在接受免疫抑制治疗，可能增加感染风险。

7. 高龄　随着年龄增长，死亡风险增加，但未设定具体阈值。

具体可参考卡尔诺夫斯基体力状态评分（Karnofsky performance status score，KPS）。该评分一般用于评估患者的整体功能状态（表 1-1），广泛应用于肿瘤患者。40 分以下可作为 VV-ECMO 操作前需要考虑的相对禁忌证。

表 1-1 KPS 评分标准

评分	状态
100 分	正常活动，无症状
90 分	能进行正常活动，有轻微症状和体征
80 分	勉强进行正常活动，有一些症状或体征
70 分	生活能自理，但不能维持正常生活和工作
60 分	生活能大部分自理，但偶尔需要别人帮助
50 分	常需要人照顾
40 分	生活不能自理，需要特别照顾和帮助
30 分	生活严重不能自理
20 分	病重，需要住院和积极的支持治疗
10 分	重危，临近死亡
0 分	死亡

VV-ECMO 是一种有效的体外生命支持技术，主要用于治疗严重的急性呼吸衰竭。其适应证包括重度 ARDS、其他原因引起的急性呼吸衰竭、肺移植相关情况及其他特殊情况。在行 VV-ECMO 前，需要仔细评估患者的病情，避免在相对禁忌证的情况下使用。

（三）VA-ECMO 的适应证

VA-ECMO 是一种体外生命支持技术，主要用于治疗严重的急性心肺功能衰竭，以下是 VA-ECMO 的详细适应证。

1. **急性心肌梗死合并难治性心源性休克** 急性心肌梗死导致心脏泵功能衰竭。

（1）终末器官低灌注：四肢湿冷，意识状态不稳定，补液复苏后收缩压仍 < 90mmHg，血清乳酸 > 2.0mmol/L 且进行性加重，尿量 < 30ml/h。

（2）依赖多种血管活性药物：依赖 2 种以上的血管活性药或血管升压素，主动脉内球囊反搏支持不足以维持稳定的血流动力学。

2. **心脏外科术后心源性休克** 心脏手术后出现的心脏泵功能衰竭，导致全身器官低灌注。

（1）心脏外科术后心源性休克：心脏手术后出现严重的心源性休克，常规治疗无效。

（2）心脏移植后严重供体器官功能衰竭：心脏移植后出现严重的供体器官功能衰竭。

（3）心力衰竭终末期安装心室辅助装置或心脏移植的过渡治疗：用于心力衰竭终末期患者，作为安装心室辅助装置或心脏移植的过渡治疗。

（4）左心室辅助装置后右心衰竭的预防治疗：用于左心室辅助装置后出现右心衰竭的预防治疗。

3. **ARDS 合并右心功能衰竭** 由于 ARDS 患者出现右心功能衰竭，全身器官低灌注。

（1）氧合指数低：氧合指数 < 50mmHg 持续 > 3h 或氧合指数 < 80mmHg 持续 > 6h。

（2）高碳酸血症：血液酸碱度 < 7.25 且 $PaCO_2$ ≥ 60mmHg 持续 > 6h（同时呼吸频率

增至 35 次/分，机械通气设置调整到维持 $P_{plat} \leq 32cmH_2O$）。

（3）右心功能衰竭：在进行利尿、强心及俯卧位通气等措施无效后，可考虑转为 VA-ECMO 或增加动脉管路转为选择静脉-动脉-静脉体外膜肺氧合（venous-arterial-venous extracorporeal membrane oxygenation，VAV-ECMO）提供血流动力学支持。

4. 其他原因引起的心肺功能衰竭

（1）急性肺栓塞：急性重度肺栓塞患者出现严重的气体交换障碍（如难治性低氧血症），但血流动力学和心功能正常，适合用 VA-ECMO 进行体外支持。

（2）肺血栓动脉内膜切除术后出现再灌注性肺水肿和心肺功能衰竭：手术后可能出现严重的肺水肿和心肺功能衰竭，需要 VA-ECMO 支持。

（3）弥漫性肺泡出血：严重的肺泡出血，导致低氧血症和呼吸衰竭。

（四）VA-ECMO 的相对禁忌证

虽然 VA-ECMO 在治疗严重的急性心肺功能衰竭方面具有显著效果，但也有一些相对禁忌证，需要在使用前仔细评估。

1. 严重不可逆的除心脏外的器官衰竭　如严重缺氧性脑损害或转移性肿瘤。
2. 不可逆心脏衰竭　应不考虑移植或植入长期心室辅助装置的。
3. 主动脉夹层　存在主动脉夹层等严重心血管疾病。
4. 严重凝血障碍或存在抗凝禁忌证　如严重肝损伤。
5. 血管条件差　如严重外周动脉疾病、过度肥胖、截肢。

VA-ECMO 作为一种有效的体外生命支持技术，主要用于治疗严重的急性心肺功能衰竭。其适应证包括急性心肌梗死合并难治性心源性休克、心脏外科术后心源性休克、重度 ARDS 合并右心功能衰竭，以及其他原因引起的心肺功能衰竭。在行 VA-ECMO 时，需要仔细评估患者的病情，避免在相对禁忌证的情况下使用。

（陈　薇　陈佳雯）

参考文献

龙村，2014. 体外膜肺氧合循环支持专家共识[J]. 中国体外循环杂志，12(2):65-67

李清晨，2011. 体外循环之父 John Heysham Gibbon Jr[J]. 中国心血管杂志，4(16):317-318

Bercker S, Petroff D, Polze N, et al. 2021. ECMO use in Germany:An analysis of 29, 929 ECMO runs[J]. PLoS One, 16(12):e0260324

Bertini P, Marabotti A, Meani P, et al. 2025. Rising above the limits of critical care ECMO:A narrative review[J]. Medicina (Kaunas), 61(2):174

Binda F, Galazzi A, Lucchini A, 2024. Survival of veno-arterial ECMO patients:Successes, challenges, and future directions[J]. Intensive Crit Care Nurs, 85:103775

Brewer JM, Tran A, Yu J, et al. 2022. Application and outcomes of extracorporeal life support in emergency general surgery and trauma[J]. Perfusion, 37(6):575581

Butt SP, Razzaq N, Saleem Y, et al. 2024. Improving ECMO therapy: Monitoring oxygenator functionality and identifying key indicators, factors, and considerations for changeout[J]. J Extra Corpor Technol, 56(1):20-29

Chandler WL, 2022. Coagulation activation during extracorporeal membrane oxygenation (ECMO)[J].

Thromb Res, 211:154-160

Fontan F, 2000. John Webster Kirklin: consummate cardiac surgeon and scientist[J]. Cardiology in the young, 10(4):332-339

Giraud R, Legouis D, Assouline B, et al. 2021. Timing of VV-ECMO therapy implementation influences prognosis of COVID-19 patients[J]. Physiol Rep, 9(3):e14715

Grant C Jr, Richards JB, Frakes M, et al. 2021. ECMO and right ventricular failure: Review of the literature[J]. J Intensive Care Med, 36(3):352360

Karagiannidis C, Brodie D, Trassmann S, et al. 2016. Extracorporeal membrane oxygenation:evolving epidemiology and mortality[J]. Intensive Care Med, 42(5):889-896

Ling RR, Ramanathan K, Shekar K, 2024. ECMO: more than just a bridge over troubled waters[J]. Lancet Respir Med, 12(10):756-758

Loza-Avalos S, DeAtkine E, Cox J, et al. 2024. ECMO simulation: How much, who to train, and a review of cost, fidelity and performance[J]. Perfusion, 39(7):1453-1461

Maclaren G, Combes A, Bartlett RH, 2012. Contempomry extmcorporeal membrane oxygenation for adult respimtory failure：life support in the new era[J]. IntensiVe Care Med, 38:210-220

第二章
ECMO 设备

在 ECMO 的应用中，设备是基础与核心，其性能和操作规范直接关系到患者的治疗效果与生命安全。本章将详细介绍 ECMO 的核心设备，如控制台如何监控调节体外循环、离心泵和氧合器怎样协同共同实现血液驱动与气体交换，还阐述了监测系统、紧急驱动器等设备的功能。不仅如此，对 ECMO 套包耗材的讲解也十分全面，从氧合器、离心泵等组件的工作原理，到管路系统、灌注系统等的作用，都进行一一说明。此外，使用注意事项、维护保养方法也有涉及，这有助于确保设备的安全有效运行。通过阅读本章，读者能够系统地掌握 ECMO 设备知识，为临床实践、相关研究或科普传播筑牢基础，助力 ECMO 技术更好地服务于患者。

第一节　ECMO 核心设备

体外膜肺氧合系统是一种高度复杂且精密的医疗设备，广泛应用于重症医学领域，为严重心肺功能衰竭的患者提供体外循环支持，维持其生命体征的稳定。本节将详细介绍 ECMO 系统的各个组成部分，包括 ECMO 控制台、离心泵与氧合器及监测系统等，以帮助读者全面了解 ECMO 系统的工作原理和临床应用。

一、ECMO 控制台

ECMO 控制台（图 2-1）是整个系统的中枢，集成了多种功能，用于监控和调节整个体外循环过程。控制台通常配备高分辨率显示屏，能够实时显示血液流量、压力、温度等关键参数，以及设备的运行状态。通过控制台，医护人员可以精确设置和及时调整 ECMO 系统的运行参数，以满足患者的具体需求。

控制台的核心功能之一是泵的控制，它能够驱动离心泵或滚压泵，确保血液在体外循环中的稳定流动。此外，控制台还具备多种监测功能，如流量监测、压力监测和温度监测等。这些监测功能不仅能够实时反馈血液流动的状态，还能在参数超出预设的安全范围时发出警报，提醒医护人员及时采取措施。

控制台的另一个重要功能是数据记录和传输。它能够记录 ECMO 运行过程中的关键数据，这些数据可以存储在本地设备中，也可以通过无线或有线方式传输到中央监控系统或其他医疗设备，便于医护人员进行分析和回顾。不仅如此，控制台还具备智能电源管理系统，能够优化电力使用，延长电池寿命，并在电源中断时及时切换到备用电源，确保设备的稳定运行。

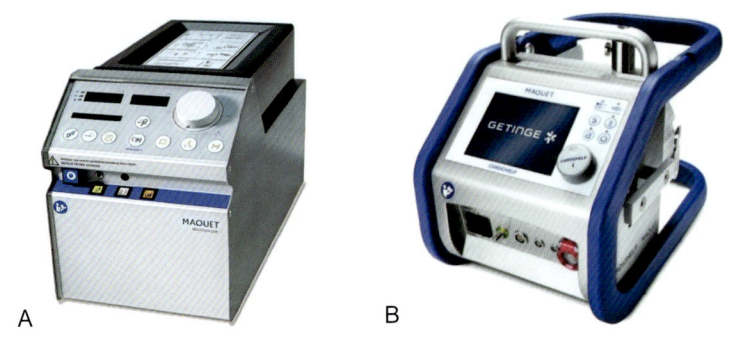

图 2-1　ECMO 控制台
A. ROTAFLOW 控制台；B. CARDIOHELP System 控制台

二、离心泵与氧合器

离心泵和氧合器是 ECMO 系统中两个关键部件，分别负责驱动血液流动和进行气体交换。

（一）离心泵

离心泵（图 2-2）通过旋转的叶轮产生离心力，将血液从患者体内抽出并输送到氧合器，然后再将氧合后的血液回输到患者体内。与传统的滚压泵相比，主要优点是具有高效率和低损伤性，离心泵对血液成分的损伤较小，能够减少溶血和血小板破坏，从而降低患者发生出血和血栓的风险。

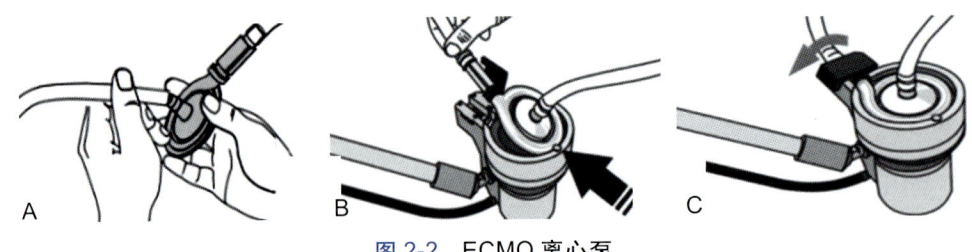

图 2-2　ECMO 离心泵
A. 将出入管道连接到 ROTAFLOW 离心泵；B. 将离心泵插入驱动器；C. 闭合锁定机构

离心泵的设计也考虑到了血液的生物相容性，能减少血液在泵内的凝血和损伤。此外，离心泵还具备可调节性，医护人员可以根据患者的需要调节泵速，从而控制血液流量。为了确保离心泵的安全运行，它通常配备有防止空转和过载的安全机制；当泵内没有血液时，泵会自动停止运行，以防止空转导致的损坏；当泵的负载超过预设值时，泵会发出警报并自动降低速度，以保护泵和血液的安全。

（二）氧合器

氧合器（图 2-3）是 ECMO 系统中用于气体交换的核心部件，其主要功能是将氧气输送

第二章　ECMO 设备

到血液中，同时排出血液中的二氧化碳。氧合器的设计通常基于微孔膜技术，通过微孔膜将血液与氧气分离，使氧气能够通过微孔进入血液，而二氧化碳则通过微孔排出。这种设计不仅提高了气体交换的效率，还减少了血液与外界环境的直接接触，降低了感染的风险。

氧合器的另一个重要功能是温度调节。在氧合过程中，血液可能会因为与氧气的接触而经历温度变化。为了确保血液在适宜的温度下回输到患者体内，氧合器通常配备有温度传感器和加热/冷却装置。通过这些装置，医护人员可以精确地控制血液温度，以维持患者的体温稳定。

现代氧合器的设计还考虑到了血液的流动特性，能有效减少血液在氧合器内的湍流和凝血。此外，氧合器通常配备有多种监测功能，如氧气浓度监测、二氧化碳浓度监测和压力监测等。这些监测功能能够实时反馈氧合器的运行状态，确保气体交换的高效进行。

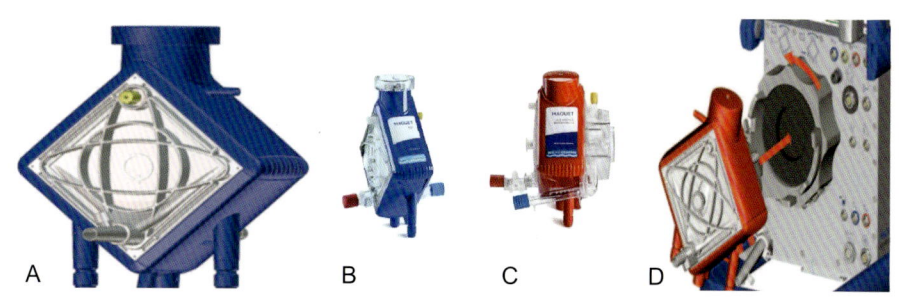

图 2-3　ECMO 氧合器
A. PLS-i 氧合器正面；B/C. PLS-i 氧合器侧面；D. 将氧合器固定在驱动器上

三、监测系统

监测系统（图 2-4）是 ECMO 系统的重要组成部分，用于实时监测患者的生命体征和 ECMO 设备的运行状态。主要功能包括血气监测、压力监测、流量监测和温度监测等。

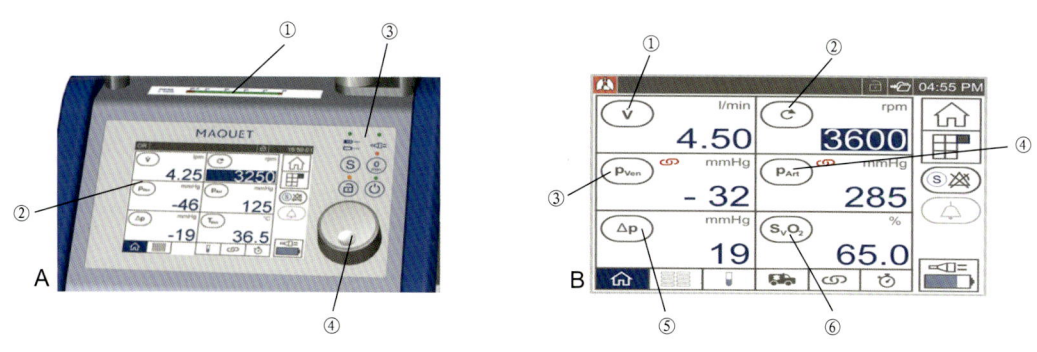

图 2-4　ECMO 监测系统界面示意图
A. CARDIOHELP 控制面板：① LED 速度指示灯；② 触摸屏；③ 键盘；④ 旋钮；B. CARDIOHELP 监测参数显示：① V 表示流量，流量/气泡传感器上的流量测量值，显示的流量单位为 lpm（L/min）；② C 表示速度，显示的速度单位为 rpm（r/min）；③ Pven 表示静脉压，一次性元件血液入口处的压力；④ Part 表示动脉压：一次性元件血液出口处的压力；⑤ △P 表示压降，氧合器或气体输入模块的压降；⑥ SvO_2 表示静脉氧饱和度，测量元件中的氧饱和度（%）

(一)血气监测

血气监测能通过血气分析仪实时监测并反馈血液中的氧合水平和二氧化碳水平,帮助医护人员及时调整治疗方案,这对于评估患者的氧合状态和呼吸功能至关重要。

(二)压力监测

压力监测用于监测血液在管道中的压力,实时显示血液压力,确保血液流动顺畅,防止过高或过低的压力对患者造成伤害。

(三)流量监测

流量监测通过流量传感器监测血液流量,实时显示血液流量,确保流量稳定,在流量异常时会发出警报,提醒医护人员及时调整泵速。

(四)温度监测

温度监测通过温度传感器实时监测血液温度,确保血液在适宜的温度下回输到患者体内,在温度异常时会发出警报,提醒医护人员及时调整温度设置。

除了上述基本监测功能外,现代 ECMO 系统还配备了多种高级监测功能。例如,超声监测可以用于监测心脏功能和血流动力学状态,帮助医护人员评估患者的心脏功能和血液循环情况。除此之外,一些 ECMO 系统还配备了连续心排血量监测功能,能够实时监测心脏的输出量,为医护人员提供更全面的患者信息。

报警功能是监测系统的一个重要特点。当监测到异常情况时,系统会发出声音警报和视觉警报,以确保医护人员能够在第一时间注意到异常情况,及时处理。

四、紧急驱动器

紧急驱动器(图 2-5)是 ECMO 系统中的备用设备,用于在主泵出现故障时提供临时的动力支持。

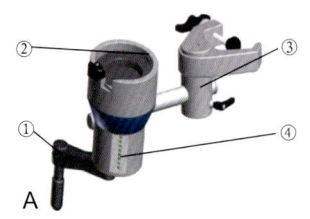
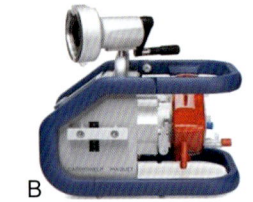
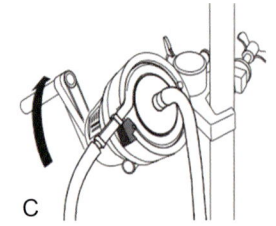

图 2-5 紧急驱动器

A. CARDIOHELP-i 紧急驱动器:①手摇柄;②带标记的固定柄;③支架;④转速指示灯;B. CARDIOHELP-i 紧急驱动器固定图示;C. ROTAFLOW 紧急驱动器

紧急驱动器的主要特点是便携性和易用性,它的设计通常考虑到了快速启动和手动操作的便利性,不仅能够在紧急情况下快速部署,确保血液流动不中断,还配备有简单的操作界面,医护人员可以通过手动操作来控制血液的流动速度,从而为患者提供持续的生命支持。为了确保紧急驱动器的安全使用,它通常还配备有多种安全机制,如防止空转和过载的保护装置。

紧急驱动器的另一个重要功能是有备用电源。为了确保在电源中断时仍能正常运行，紧急驱动器通常配备有独立的电池或备用电源。这些电源能够在主电源中断时自动切换，确保紧急驱动器能够继续运行一段时间，保证患者生命安全。

五、数据记录与传输系统

数据记录和传输系统用于记录和传输 ECMO 使用过程中的关键数据，便于医护人员进行分析和回顾。数据记录功能能够记录血液流量、压力、温度等关键参数的变化，以及设备的运行状态。这些数据可以存储在本地设备中，也可以通过无线或有线方式传输到中央监控系统或其他医疗设备。

数据传输功能支持多种通信协议，确保与其他设备相兼容。例如，数据可以通过 Wi-Fi、蓝牙或有线网络传输到医院的信息系统，便于医护人员在不同位置实时监控患者的状态。数据传输功能还支持远程监控，医护人员可以通过移动设备或远程监控系统实时查看 ECMO 设备的运行状态和患者的生命体征。

为了确保数据的安全性和完整性，数据记录和传输系统通常配备有加密功能和备份功能。所有记录和传输的数据都会进行加密处理，以防止数据泄露或被未经授权的人员访问，并且会定期将数据备份到云端或其他存储设备，防止丢失。

六、电源管理系统

电源系统为 ECMO 设备提供稳定的电力支持，确保设备的正常运行。电源系统的主要功能包括多电源输入、电源优化和备用电源管理。

（一）多电源输入功能

支持交流电和直流电输入，确保 ECMO 设备在不同环境下都能正常运行。在医院里，设备通常连接的是交流电源；而在转送过程中，设备可以切换到直流电源或备用电池。

（二）电源优化功能

能够根据设备的运行状态自动调整电力使用，延长电池寿命，减少能源浪费。

（三）备用电源管理功能

备用电源管理功能是电源系统的重要组成部分。为了确保在电源中断时设备仍能继续运行，ECMO 设备通常配备有备用电池。这些电池可以在主电源中断时自动切换，确保设备的稳定运行。备用电源管理功能能够实时监测电池的状态，包括电池电量、充电状态和健康状况。当电池电量低时，系统会发出警报，提醒医护人员及时更换电池。

七、用户界面与控制面板

用户界面和控制面板是医护人员与 ECMO 设备交互的主要界面，医护人员能够轻松地通过配备有高分辨率的显示屏和直观的操作界面，设置和调整 ECMO 系统的运行参数。

（苏倩倩　陈敏丽）

第二节 ECMO 套包耗材：生命支持的关键保障

体外膜肺氧合技术是一种在严重心肺功能衰竭情况下，为患者提供心肺支持的先进技术。ECMO 套包（图 2-6）作为 ECMO 系统的核心耗材，其性能和质量直接影响患者的治疗效果和安全性。本节将详细介绍 ECMO 套包耗材的组成、功能、使用注意事项及临床应用，帮助医疗人员更好地理解和使用这一关键设备。

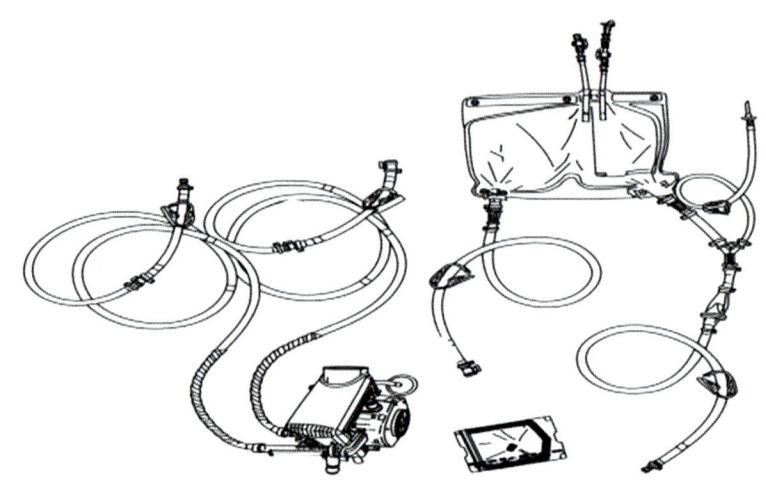

图 2-6 ECMO 套包示意图

一、ECMO 套包的组成

ECMO 套包是一个包含多个关键组件的集成化系统，用于实现血液的体外循环、氧合和温度调节等功能。以下是 ECMO 套包的主要组成部分及其功能。

（一）氧合器

氧合器是 ECMO 套包的核心部件，是一种能进行血气交换的一次性使用人工装置。它根据肺泡气体交换的原理，集氧合、变温等功能于一体，用于代替肺脏功能进行血液氧合并排除二氧化碳，以满足患者的需要。

1. 中空纤维膜式氧合器 是最常见的氧合器材料结构。该氧合器具有以下特点。

（1）气体交换效率高：中空纤维膜的表面积较大，能够有效提高氧气和二氧化碳的交换效率。例如，HLS Set Advanced 7.0（一种用于 ECMO 的先进一次性使用设备）的气体交换膜表面面积为 $1.8m^2$，能够满足在较高血流速下的气体交换需求。

（2）温度调节功能：氧合器内集成了热交换器，能够根据需要对血液进行加热或冷却。这在治疗意外低体温或需要低温治疗的患者时尤为重要。

（3）集成传感器：氧合器上通常配备有压力传感器和温度传感器，用于实时监测血液压力和温度，确保治疗过程的安全性和有效性。

第二章　ECMO 设备

2. **膜式氧合器结构**　一般包括氧合室和变温室两个腔室。

（1）氧合室：是膜式氧合器进行气体交换的主要场所，内部充满了中空纤维膜束，纤维管内走气体，纤维管外流动血液，气体和血液在膜的两侧通过扩散作用进行氧气与二氧化碳的交换。

（2）变温室：内置热交换器，一般由无孔中空纤维膜制成，通过冷/热水循环调节血液温度，可满足术中需要的降温和复温，使血液温度维持在合适的范围。

3. **不同类型氧合器的比较**　目前市面上常见的有层叠膜式氧合器和圆形膜式氧合器两种。

（1）层叠膜式氧合器：多采用方形设计，将膜材料裁剪成方形后纵横重叠式排列。这种排列方式使氧合器内部血液流道相对规整，便于实现特定的流场设计，也能让血液分布更均匀，具有较短的血液流通路径和较大的横截面。

（2）圆形膜式氧合器：通常是将膜材料卷绕成圆柱状结构，使氧合器内部形成类似管状的血液流道，这种结构在一定程度上可以提供较大的气体交换面积，但血液流通路径相对较长。

（二）离心泵

离心泵是 ECMO 系统中的动力源，负责将血液从患者体内抽出并泵入氧合器。

离心泵具有以下特点。①非闭塞性设计：离心泵是非闭塞性血液泵，即使泵停止，也不会完全阻断血液流动，从而避免了血液回流。②可调节速度：离心泵的速度可以根据患者的血流需求进行调节，通常在 0～5000r/min。③抗凝血设计：离心泵的表面经过特殊处理，减少了血液在泵内的凝血风险。

1. **离心泵与滚压泵的比较**

（1）离心泵：利用旋转的叶轮产生离心力，推动血液在封闭的流道内流动。叶轮旋转时，血液被吸入泵内，在离心力作用下被甩向叶轮边缘，然后沿着泵壳的流道排出，从而实现血液的输送。

（2）滚压泵：通过滚轮对弹性管道进行周期性的滚压，使管道内的血液受到挤压而向前流动。通常有一组或多组滚轮，滚轮绕着管道滚动，在滚动过程中对管道内的血液产生压力，推动血液前进。

2. **离心泵的性能要求**

（1）血流动力学性能：①流量范围。ECMO 支持期间需要根据患者体重、病情等因素提供不同的血流量，一般要求离心泵能在 1～6L/min 甚至更宽的范围内稳定工作，以满足不同年龄患者的需求。②压力产生。能够产生足够的压力来克服循环系统的阻力，推动血液在体外循环回路和患者体内流动，通常需要产生至少 300～500mmHg 的压力，以保证血液在管路中正常循环，防止出现血液淤积等情况。③流量稳定性。在整个 ECMO 运行过程中，无论患者的生理状态如何变化，离心泵都应能提供稳定的流量输出，流量波动范围应控制在较小范围内，一般要求 ≥ ±10%，以避免对患者的血流动力学产生不良影响。

（2）血液相容性。①血液损伤。离心泵与血液接触的部件应具有良好的血液相容性，尽量减少对血液成分的破坏，如避免或减少红细胞的溶血、血小板的激活和聚集等，以降低因血液损伤导致出血、血栓形成等并发症风险。②血栓形成。具备抗血栓形成的性能，通过合理的流道设计和材料选择，使血液在泵内的流动状态良好，减少血液停滞和涡流区域，降低血栓形成的可能性，降低患者发生血栓栓塞事件的风险。

（3）可靠性与安全性：①故障发生率。具有高可靠性，平均无故障运行时间应达到一定标准，一般要求在正常使用条件下，连续运行数千小时无故障，以确保ECMO支持的连续性和稳定性，减少因泵故障而导致的紧急情况和患者风险。②多重安全保护。配备完善的安全保护装置，如过流保护、过热保护、漏电保护等，当出现异常情况时能及时停机或采取相应的保护措施，防止对患者和设备造成损害；同时，还应具备故障报警功能，能以声光等多种形式及时提醒医护人员。③备用电源支持。在主电源出现故障时，能够迅速切换到备用电源，保证泵的正常运行，备用电源的支持时间应能满足紧急情况下的需求，一般要求至少能维持30min，以便医护人员采取进一步的措施。

3. 血泵的维护要点

（1）定期检查：检查泵的叶轮是否转动灵活，有无异物卡阻，泵体有无渗漏。

（2）清洁与消毒：使用专用清洁剂进行清洗，确保无血迹和污垢残留。

（3）校准与测试：定期校准泵的转速和流量传感器，确保其运行准确。

二、管路系统

管路系统用于连接氧合器、离心泵和患者，确保血液能够在整个ECMO系统中顺畅流动。管路系统包括动脉管路、静脉管路、灌注管路等。其特点如下。

（一）材料安全

管路通常采用聚氯乙烯（polyvinyl chloride，PVC）或聚碳酸酯（polycarbonate，PC）等材料制成，这些材料具有良好的生物相容性，不会对血液成分造成损害。

（二）抗凝血涂层

部分管路表面涂有抗凝血涂层，如BIOLINE涂层或SOFTLINE涂层（都是用于医疗器械的特殊涂层技术），能够有效减少血液在管路中的凝血风险。

（三）集成管夹和传感器

管路上集成了管夹和流量/气泡传感器，用于控制血流和监测气泡，确保治疗过程的安全性。

三、灌注系统

灌注系统用于在ECMO系统启动前对整个管路和氧合器进行灌注，排出空气，防止气栓形成。灌注系统包括灌注袋、灌注管路和灌注插瓶针等。其功能如下。

（一）快速灌注

灌注系统能够快速将生理盐水溶液灌注到整个ECMO系统中，确保系统在启动前充分排气。

（二）防止气栓

通过灌注系统排出空气，减少了气栓形成的风险，提高了治疗的安全性。

四、加热器

加热器是 ECMO 系统中用于调节血液温度的重要设备，其工作原理和安全性设计如下。

（一）加热原理与作用

加热器的热交换器通常由无孔中空纤维膜制成，通过循环热水或冷水来调节血液温度。在心脏手术等过程中，常需要将患者的体温降低到一定程度，以减少机体的代谢率，保护重要器官；而在手术结束后，又需要将体温恢复到正常水平。

（二）安全性设计

加热器配备有多种安全保护装置，如过热保护、漏电保护等，当出现异常情况时能及时停机或采取相应的保护措施，防止对患者和设备造成损害。同时，加热器也具备故障报警功能，能以声光等多种形式及时提醒医护人员。

五、滤器

（一）血液过滤的作用

在 ECMO 系统中，滤器扮演着至关重要的角色，主要用于过滤血液中的微小颗粒、气泡及可能存在的凝血块。这些杂质若未被及时清除，可能会随着血液循环进入患者体内，引发栓塞等严重的并发症。通过有效的过滤，滤器能够显著降低此类风险，保障患者的安全。

（二）不同滤器的过滤效果

1. 微孔滤器　基于物理筛分原理，通过微米级孔径拦截血液颗粒与气泡。孔径的大小影响过滤效率与阻力，大孔径虽可降低阻力但影响小颗粒过滤，小孔径过滤好却增加了阻力。

2. 纤维滤器　由多层纤维材料构成，通过纤维间空隙过滤，不仅能拦截大颗粒物质，纤维表面的吸附作用还能去除小颗粒杂质。其过滤效果受纤维材料性质与纤维层厚度影响，亲水性纤维材料可提高过滤效果。

3. 膜式滤器　是一种新型滤器，基于膜孔隙结构进行过滤，膜材料具有高孔隙率和均匀的孔径分布，这使得过滤精度与效率显著优于前两者，能有效去除微小颗粒、气泡、病毒与细菌，应用前景广阔。但成本高，长期使用易导致膜孔堵塞，需定期清洗更换。

六、其他附件

ECMO 套包还包含一些其他附件，如采样管、排气膜、紧急灌注管路等。这些附件在治疗过程中起到辅助作用，如采样管用于采集血液样本进行血气分析，排气膜用于排出氧合器中的多余气体。

抗凝剂输注装置是 ECMO 系统的关键部分，负责向患者输注抗凝剂，预防进行体外循环时血液凝结。在体外循环过程中，血液易受外界因素影响而导致凝血，因此抗凝剂的使用对 ECMO 的成功治疗意义重大。该装置一般由输注泵与抗凝剂容器组成，可精准调控抗凝剂输注速度与剂量。使用时，医护人员会根据患者的个体状况及血液凝血状态，如定期监测激活全血凝血时间（activated coagulation time，ACT）来调整输注量，若 ACT 值低于安全范围，则增加输注量；若 ACT 值过高，则减少输注量，保障治疗安全有效，规避过度抗凝引发的出血风险。

七、报警系统

报警系统是 ECMO 系统的安全保障，实时监测设备运行状态，异常时报警，提醒医护人员及时进行处置。它由多种传感器与报警装置构成，能监测血液流量、压力、温度等关键参数。参数超出安全范围，便立即发出声光警报，如血液流量低于设定值，就会触发低流量报警，提示检查血泵与管路；血液压力过高，发出高压力报警，提醒降压，防止患者受伤。报警系统的及时性与准确性关乎患者的生命安全，设计和使用时务必确保性能可靠。

八、组件之间的协同工作

（一）血液循环路径的建立

ECMO 系统由离心泵、氧合器、管路系统及辅助组件协同工作，建立完整的血液循环路径。离心泵作为动力源，抽取患者血液，经氧合器进行氧合和排出二氧化碳，再通过管路回输至患者体内。而监测系统又能实时监测血液氧合水平、压力、流量等参数，在氧合效果不佳时，医护人员可调整氧合器气体或血液流量，提高氧合效果；在压力过高时，可调节离心泵转速降低血液压力，以保障血液循环的稳定与安全。

（二）监测与反馈机制

监测系统在 ECMO 运行中至关重要，能实时监测患者的生命体征与设备运行状态，为医护人员提供准确信息，帮助他们了解病情变化，调整治疗方案。如血气监测可反映患者氧合状态和酸碱平衡，医护人员可以根据这些数据调整氧合器流量。同时，监测系统与报警系统相互联动，能够在发现异常情况下立即报警，及时提醒医护人员做出调整，保障患者的生命安全。

（三）故障排除与应急处理

ECMO 系统运行中难免会出现故障与异常，为保障患者安全，医护需具备快速处理能力。报警响起时，医护人员应立即检查设备，明确故障发生原因并处理。如遇血液流量异常，先检查离心泵运行状态，确保参数无误；若管路有气泡或堵塞，即刻排除、疏通。在处理异常情况的同时，医护人员还需密切关注患者的生命体征。此外，系统的备用组件，如紧急驱动器和备用电源，也可在故障时提供临时支持，为医护人员争取处理时间，降低故障风险，确保治疗安全有效。

（刘　鹏　杜力文）

第三节　ECMO 套包的功能

ECMO 套包的主要功能是为严重心肺功能衰竭的患者提供心肺支持。具体功能如下。

一、心肺支持

（一）VV-ECMO

用于支持或接管肺部功能，适用于严重呼吸衰竭的患者。例如，HLS Set Advanced 5.0 和 PLS Set（用于 ECMO 的管路系统）的血流速范围为 0.5～5L/min，能够满足大多数患者的呼吸支持需求。

（二）VA-ECMO

用于同时支持心脏和肺部功能，适用于严重心肺功能衰竭的患者。例如 HLS Set Advanced 7.0 和 PLS Set Plus（用于 ECMO 的管路系统）的血流速范围为 0.5～7L/min，能够满足较高血流速下的心肺支持需求（图 2-7）。

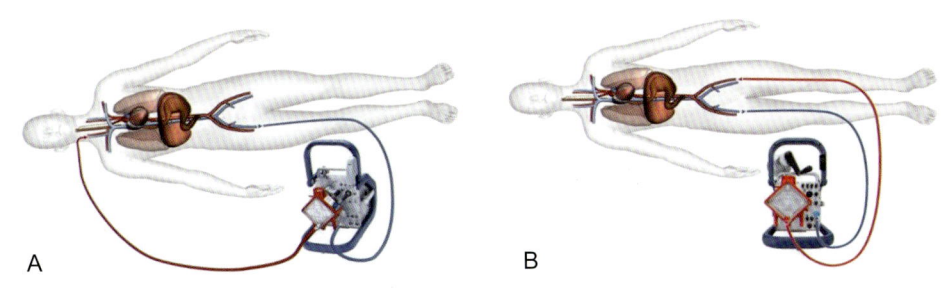

图 2-7　管路系统连接示意图
A. VV-ECMO；B. VA-ECMO

二、气体交换

氧合器通过中空纤维膜实现氧气和二氧化碳的交换。例如，在 37℃的条件下，HLS Set Advanced 7.0 的氧气输送速率为 $1.8m^2$，能够有效满足患者的氧合需求。同时，氧合器还能够根据需要调节气体流量和氧气浓度，以适应不同患者的治疗需求。

三、温度调节

氧合器内的热交换器能够根据需要对血液进行加热或冷却。例如，HLS Set Advanced 7.0 的热交换器表面面积为 $0.4m^2$，能够有效调节血液温度。在治疗过程中，患者可能需要不同的体温管理，而热交换器能灵活地调节体温，将血液加热或冷却到目标温度，从而维持患者的体温稳定。

四、抗凝血管理

ECMO 系统在运行过程中需要进行抗凝血管理，防止血液在管路和氧合器中凝结。此外，氧合器和管路表面的抗凝血涂层（如 BIOLINE 涂层）也能够有效减少血液凝血的风险。

（苟　凯　陈佳雯）

第四节　ECMO 套包的使用注意事项

在使用 ECMO 套包时，必须严格遵守操作规程，以确保治疗过程的安全性和有效性。

一、基本安全说明

ECMO 套包必须经过专门培训的医疗人员操作和监测。操作人员应熟悉 ECMO 系统的工作原理和操作流程，并具备处理紧急情况的能力。在使用前、使用中、使用后必须对 ECMO 套包进行严格检查，包括检查管路是否通畅、连接是否牢固、传感器是否正常等，确保包装未受污染，设备可以正常使用。如果发现设备存在故障或损坏，立即停止使用。

二、体外循环安全说明

在体外循环过程中，要做到三个必须。一是必须使用气泡检测器，并激活泵上的气泡检测功能。如果发现气泡，应立即采取措施排除气泡，防止气栓形成。二是必须使用抗凝血药（如肝素），并定期监测 ACT 值。如果 ACT 值低于 150s，应增加抗凝血药的剂量。三是所有管路和连接必须妥善固定，避免因移动或碰撞导致管路脱落。尤其在转送患者时，需特别注意保护管路。

三、氧合器安全说明

在体外循环过程中，避免直接将药物注入氧合器，以免影响氧合器的性能。如果需要使用药物，应通过患者通路进行注射。定期监测氧合器的压降，如果压降过大，可能表明氧合器的性能下降，会影响气体交换效率，应考虑更换氧合器。在操作氧合器时，应避免气体压力过高或环境压力过低，以免气体穿透交换膜，导致气栓形成。

四、离心泵安全说明

在运行过程中，必须密切监测离心泵的速度，避免泵速过低或过高。如果泵速过低，可能导致血液回流，影响血液循环；如果泵速过高，可能导致血液在泵内产生气泡，影响患者风险。一旦发现泵内有气泡，应立即停泵并排除气泡。为预防突发事件，必须提前准备好备用的 ECMO 套包和离心泵，以便在设备出现故障时能够迅速更换。

五、热交换器安全说明

热交换器入口水压不能超过 750mmHg，防止损坏氧合器或水进入血液导致感染；入口水温不超过 37.9℃（100.2°F，1℃=33.8°F），水和血液入口温度梯度不超过 8℃（14.4°F），避免造成患者血液或神经受损。

每次使用前测试温度传感器功能，且只能使用经过测试和批准的产品。注意环境温度会影响 HLS Module Advanced 动脉出口温度传感器的准确性，实时监测血液温度，定期检查热疗设备和 HLS 模块热传递，防止因患者体温降低引发血流不稳定、心律失常和凝血障碍等问题。

因为冷却水路只能用清水，所以要定期检查水中有无脏物或微粒。在使用结束后，要使用专业的溶液对热交换器进行清洁和消毒，但在清洁后需彻底清除清洁剂和消毒剂，防止杂质堵塞热交换器纤维，降低性能，引发患者体温失衡风险。

六、患者转运安全说明

重新安置或转送患者可能会因管道拉紧、撞击导致拔管，影响患者支持，为了避免该情况的发生，可使用支架固定在患者旁。转送中勿用手搬运系统，可使用附件将其固定在床上或转送工具上，确保管路和缆线无下垂、无张力。在受限空间（如门口、电梯）要避免机械撞击和碰撞，防止管路或缆线扭折。

（苏倩倩　陈亚波）

第五节　ECMO 套包的维护与保养

为了确保 ECMO 套包的性能和安全性，必须进行定期的维护和保养。

一、设备检查

在每次使用前，应对 ECMO 套包进行全面检查，包括检查管路是否通畅、连接是否牢固、传感器是否正常等。如果发现设备存在故障或损坏，应立即停止使用。

二、清洁与消毒

在使用结束后，应对 ECMO 套包进行彻底的清洁和消毒。清洁时应使用专用的清洁剂和消毒剂，避免使用对设备有损害的化学物质。

三、存储条件

ECMO 套包应存放在阴凉、干燥的地方，避免阳光直射和高温环境。存储温度应控制在 15～25℃，相对湿度应控制在 30%～60%。如果存储条件不符合要求，可能会影响设备的性能和使用寿命。

四、定期维护

定期对 ECMO 套包进行维护是确保其安全有效运行的关键，包括定期检查离心泵的轴承、氧合器的膜纤维等设备的性能、及时更换易损部件等。

五、未来发展方向

随着医疗技术的不断进步，ECMO 套包也在不断发展和改进。未来，ECMO 套包可能会变得更加小型化和便携化，以便于在急救现场或转运过程中等不同情景中使用，提高患者生存率；也可能会变得更加智能化和自动化，开发具有自动监测和调节功能的 ECMO 设备，能够根据患者的实时数据自动调整气体流量、血流速等参数，提高治疗的安全性和有效性；甚至可能会采用新材料和新技术，提高设备的性能和安全性。比如，开发具有更好生物相容性和抗凝血性能的新材料，减少血液在设备中的凝血风险。

ECMO 套包是 ECMO 系统的核心耗材，其性能和质量直接影响到患者的治疗效果和安全性。在使用 ECMO 套包时，必须严格遵守操作规程，确保治疗过程的安全性和有效性。随着医疗技术的不断进步，ECMO 套包也在不断发展和改进，未来有望在小型化、智能化、新材料等方面取得突破，为患者提供更好的治疗方案。

ECMO 技术的发展为严重心肺功能衰竭的患者带来了新的希望。然而，ECMO 技术的应用也面临着设备成本高、操作复杂、并发症风险高等挑战。因此，在使用 ECMO 技术时，必须综合考虑患者的病情、治疗需求和风险，制订个体化的治疗方案，以提高患者的生存率和生活质量。

总而言之，ECMO 套包作为 ECMO 系统的核心耗材，其重要性不言而喻。医疗人员必须熟悉 ECMO 套包的组成、功能和使用注意事项，严格遵守操作规程，确保治疗过程的安全性和有效性。

（陈敏丽　苏倩倩）

参考文献

安玉玲，李明，王晓东，等，2024. ECMO 治疗与护理 [J]. 中华急诊医学杂志，33(7):1255-1260
丁利民，张伟，陈静，等，2021. 体外膜肺氧合在供者维护中的应用进展 [J]. 器官移植，12(1):659-664
李斌，侯晓彤，2022. ECMO 临床实践与护理 [M]. 北京：人民卫生出版社
李慧，2020. 规范化护理在体外膜肺氧合术中的应用效果 [J]. 中国保健营养，30(2):207
刘晓，王强，李明，等，2024. ECMO 技术临床应用监测和评估制度 [J]. 中华重症医学电子杂志，10(2):112-117
龙村，2014. 体外膜肺氧合循环支持专家共识 [J]. 中国体外循环杂志，12(2):65-67
首都医科大学附属北京安贞医院 ECMO 团队，2022. ECMO 模拟培训体系构建与实践 [J]. 中国急救医学，42(3):198-202
王昭昭，沈小清，何细飞，等，2020. 心血管内科 ECMO 护理标准流程的建立和实施 [J]. 护理学杂志，35(15):37-39
叶严丽，陈青海，王秀宝，等，2019. 野战方舱条件下体外膜肺氧合的标准化护理流程构建与应用 [J]. 东南国防医药，21(5):530-532
张伟，李明，王晓东，等，2021. ECMO 转运用于危重患者救治的临床疗效及影响因素分析 [J]. 中华急诊医学杂志，30(10): 1345-1350
Maclaren G, Combes A, Bartlett RH, 2012. Contempomry extmcorporeal membraneoxygenation for adult respimtory failure:life support in the new era[J]. IntensiVe Care Med, (38): 210-220
Niroomand A, Olm F, Lindstedt S, 2023. Extracorporeal Membrane: Oxygenation:Set-up, Indications, and

Complications[J]. Advances in Experimental Medicine and Biology, 14(13):291-312

Ramanathan K, Antogninid，Combes A, et al. 2020. Planning and provision of ECMO services for severe ARDS during the COVID-19 pandemic and other outbreaks of emerging infectious diseases[J]. Lancet Respir Med, 8(5):518-526

Stretch R, Sauer C M, Yuh D D, et al. 2014. National trends in the utilization of short-term mechanical circulatory support:incidence, outcomes, and cost analysis[J]. J Am Coll Cardiol, 64(14):1407-1415

Usman A, Cannon J W, 2024. Venovenous extracorporeal membrane oxygenation: In for a penny, In for a pound[J]. Critical Care Medicine, 52(6):974-975

White A, Fan E, 2016. What is ECMO[J]. Am J Respir Crit Care Med, 193(6):9-10

第三章
ECMO 操作流程与监控维护

ECMO 用于暂时替代患者心肺功能，其安装和启动流程复杂且风险高。安装前，需全面评估患者，组建专业团队，准备物品和环境。安装时，要严格检查设备与耗材、规范管路预充、精准穿刺置管，并妥善连接固定。运行中，依据患者状况调整参数，密切监测生命体征、氧合和血流动力学指标，及时处理并发症。

在监控与维护环节，对离心泵、膜肺等设备参数的精准监测至关重要，这些参数反映设备运行状态和患者情况，帮助医护人员及时发现问题并调整。同时，对主机到热交换器等 ECMO 各组件的日常和定期维护不可或缺，确保设备稳定运行。此外，还强调了故障诊断维修及记录的重要性，全方位保障 ECMO 安全、高效运行，为危重症患者提供可靠的生命支持。

第一节　ECMO 的安装和启动流程

体外膜肺氧合主要用于短暂替代患者的心肺功能，使其得到充分休息，从而为原发病的治疗争取更多的时间。ECMO 的安装和启动流程复杂且风险极高，需要经验丰富的团队协作和严格的操作规范。

ECMO 设备主要由血管通路、驱动泵、膜式氧合器（又称"膜肺"）、监测及控制系统、空氧混合器和变温水箱等组成。

一、安装前准备

（一）全面评估患者

一般由主管医师进行首次评估，评估患者是否符合 ECMO 适应证，并排除禁忌证，符合要求后发起会诊，由现场 ECMO 专家团队再次进行详细评估，一旦上机指征明确，决定启动 ECMO 治疗，主管医师需与家属进行沟通谈话，在家属充分理解并同意的情况下，签署知情同意书。

（二）人员组成

非 ECPR 上机操作人员需要准备组建经验丰富的 ECMO 团队，团队人员有医师（团队领导、副手）、护士（灌注师、巡回护士），必要时邀请血管外科、心内科、麻醉科等多学科支持。若患者属于心肺复苏或有高危心搏骤停风险，ECMO 的安装则需要配备心肺复苏团队,以便随时开展体内外心肺复苏。安装 ECMO 设备时,必须明确各成员职责,确保团队高效协作。

(三)物品准备

1. ECMO 设备 包括离心泵、氧合器、变温水箱、空氧混合器等。
2. ECMO 套包 包括动静脉插管、扩张套件、预充液、缝线等。
3. 仪器 超声机、ACT 分析仪、血气分析仪、心电监护等。
4. 药物 抗凝血药物(如肝素)、生理盐水、备用急救药品等。

(四)环境准备

操作区域需符合无菌要求,预防感染。确保有足够的空间进行操作和设备摆放。提前准备好急救设备和药物,以应对随时可能出现的紧急状况。

二、ECMO 的安装

(一)检查设备与耗材

1. 检查 ECMO 主机、氧合器、泵头、变温水箱等设备是否完好,确保功能正常。
2. 检查套包、管路、扩张套件等耗材的外包装是否完整,确认在有效期内。
3. 检查电源和气源,开启变温水箱,预设温度通常为 36.5～37℃,对于 ECPR 患者可实施目标体温管理,目标温度设定 32～36℃。

(二)管路预充

在无菌条件下连接 ECMO 管路,确保所有接口紧密无漏,避免空气进入。

1. 准备预充液,常规建议使用生理盐水 1000ml,若患者存在严重低血容量,可联合使用血浆、白蛋白或其他胶体液。
2. 连接预充管,将预充液放置适当高度,利用重力从静脉端开始缓慢注入预充液,确保管路内无气泡。
3. 将离心泵头正确装入离心泵,启动机器进行预充,充分排气,确保管路内无小气泡残留。
4. 预充结束后,管路自循环备用,理顺整个循环管路,并固定于适当位置。

(三)连接气源与变温水箱

连接空氧混合器,确保气源依次通过空氧混合器和氧合器,保障氧合器的正常工作。连接变温水箱,确保水循环正常,温度处于稳定状态。

(四)ECMO 预充的同时进行穿刺与置管

使用超声评估穿刺部位血管情况,确定穿刺点,避免反复穿刺,降低穿刺并发症的风险。

穿刺操作需要严格无菌条件下进行:①主操作者负责灌注管置入,副操作者负责引流管置入。②置管前先通过患者静脉应用肝素(50～100U/kg),若患者为出血高危人群或存在抗凝禁忌,应减少肝素用量或不使用。③在超声引导下,逐级扩张穿刺部位,置入导管。确认导管位置无误后,缝合穿刺口,妥善固定管路,使用阻断钳夹闭管路,防止血液回流或空气进入。

（五）管路连接与固定

断开预充好的套包，将插管和 ECMO 管路连接并固定管路，确保所有连接处密闭性良好，无泄漏。

三、ECMO 的运行

ECMO 运行开始，由灌注师发号施令，团队成员协同操作，打开阻断钳，调节 ECMO 转速，缓慢上调至所需 ECMO 流量。初始目标 ECMO 流量为 60～80ml/（kg·min）。具体数值需根据患者的体重和病情动态调整。ECMO 上机流程见图 3-1。

（一）参数设置与监测

根据患者的血流动力学参数和氧合状况调节 ECMO 的转速和流量、氧合器的氧浓度和气流量、呼吸机的参数，最大限度地避免或减少呼吸机相关肺损伤的发生。

（二）ECMO 启动后管理

1. *设备管理*　运行期间每日全面检查 ECMO 设备的水、电、气、血系统，确保各系统运行正常，无异常报警或故障。定期对管路连接进行检查，确保无渗漏、扭曲或堵塞的情况发生，保证管路始终畅通。及时识别和处置 ECMO 的报警和故障，确保 ECMO 正常运行和患者安全。严格按照消毒标准对设备进行清洁和消毒，避免感染。

2. *患者监测*　持续监测患者的生命体征、氧合情况和血流动力学参数，定期评估心功能和容量状态，根据患者的病情情况动态调整 ECMO 支持水平。同时，动态监测 ACT 或活化部分凝血活酶时间（activated partial thromboplastin time，APTT），根据监测结果来调整肝素的剂量，以实现抗凝效果与出血风险的平衡。此外，还需要定期复查动脉血气，根据血气结果调节氧合器的气流量和氧浓度，以维持氧合与酸碱平衡的稳定。

3. *并发症处理*　密切观察有无血栓形成、出血、感染等并发症，一旦发生，应立即采取针对性措施。同时，还需要应对其他因机械、环境导致的脱管意外，正确处理，确保患者安全。

四、总结

ECMO 的安装和启动是一个既复杂又不断变化的流程，需要专业团队与多学科的紧密协作和深度合作。从血管通路的建立到设备的实时调整，每一个环节都离不开专业团队的精准操作和密切合作。通过标准化 ECMO 的安装、启动和管理流程，可以显著提高 ECMO 的成功率和安全性，减少并发症的发生，从而为患者提供高质量的生命支持和良好预后。

第三章　ECMO 操作流程与监控维护

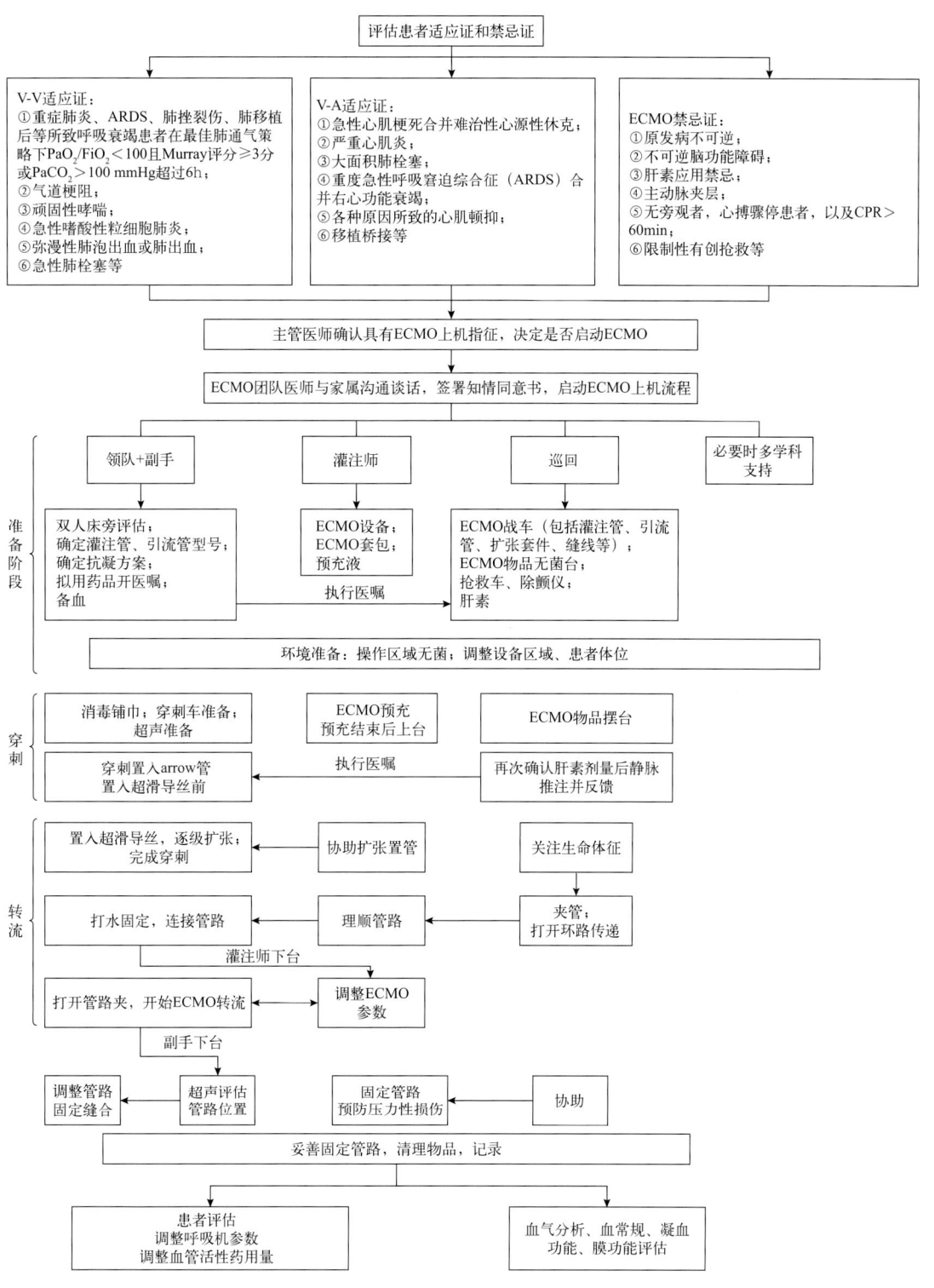

图 3-1　ECMO 上机流程

（陈亚波　陈敏丽）

第二节　超声在 ECMO 中的应用

超声在重症医学中具有实时、无创、便携的特点，可用于评估心脏功能、监测血流动力学、指导血管穿刺及评估肺部病变。在 ECMO 管理中，超声能够实时评估心功能、血流动力学状态及 ECMO 管路位置，具有独特价值。

一、ECMO 置管前的超声评估

ECMO 置管前的超声评估是一个系统但细致的过程，旨在确保置管的安全性和有效性。以下是该评估的详细步骤和注意事项。

（一）心脏结构与功能评估

目的是排除心脏疾病导致的呼吸衰竭，评估心脏结构和功能，确定 ECMO 模式（VV-ECMO 或 VA-ECMO）。

1. *左心功能*　通过超声心动图测量左心室射血分数（LVEF）、左心室收缩末期和舒张末期容积等指标，评估左心的收缩和舒张功能，以判断是否适合 VV-ECMO 或 VA-ECMO。

2. *右心功能*　观察右心房和右心室的大小、形态，测量右心室面积变化分数（right ventricular fractional area change，RVFAC）、三尖瓣环平面收缩期位移（tricuspid annular plane systolic excursion，TAPSE）等，评估右心功能，识别是否存在右心衰竭。

3. *心包情况*　检查心包腔内有无积液、积液量的多少，以及是否存在心脏压塞的迹象。

4. *瓣膜功能*　评估各瓣膜的形态、开放和关闭情况，排除瓣膜疾病，如主动脉瓣反流、二尖瓣狭窄等，这些可能影响 ECMO 的使用或需要额外的干预措施。

（二）血管解剖结构评估

目的是评估血管条件，选择合适的置管部位和插管型号。

1. *血管通畅性*　使用超声检查外周血管（如颈内静脉、股静脉、股动脉等）的通畅性，排除血管狭窄、动脉瘤或血栓的存在。

2. *血管直径测量*　准确测量血管内径，以选择合适尺寸的 ECMO 插管，避免插管过粗导致血管损伤或过细影响血流。

3. *特殊结构识别*　识别血管内的特殊结构，如突出的腔静脉瓣膜、希阿里氏网、起搏器导线等，这些可能影响插管的顺利进行。

（三）血流动力学评估

目的是了解患者的血容量和循环压力状态，判断是否存在低血容量或高血压等情况。

1. *心排血量和血压*　通过超声测量左心室流出道血流速度时间积分（left ventricular outflow tract velocity-time integral，LVOT VTI）等指标，结合临床血压测量，评估患者的整体血流动力学状态。

2. *容量状态*　观察下腔静脉的塌陷指数、右心房的大小等，判断患者的容量反应性，为 ECMO 支持后的液体管理提供依据。

第三章 ECMO 操作流程与监控维护

（四）肺部情况评估

目的是评估肺部病变程度，辅助判断 ECMO 的适应证。

1. 肺动脉压力　通过三尖瓣反流速度等指标估算肺动脉收缩压（pulmonary artery systolic pressure，PASP），识别是否存在肺动脉高压。

2. 肺部病变　结合肺部超声检查，评估肺部病变的范围和严重程度，如肺实变、肺水肿等，为选择 ECMO 模式和参数提供参考。

（五）其他重要器官评估

1. 颅脑超声　评估脑部血流和结构，预测预后。
2. 腹部超声　排除腹腔内病变对循环的影响。

二、ECMO 置管中的超声评估

（一）血管通路建立过程中的超声引导

1. 实时引导穿刺　在穿刺过程中，使用超声实时引导，确保穿刺针准确进入目标血管，减少穿刺次数和并发症。

2. 导丝和导管位置确认　通过超声观察导丝和导管的走向，确保其顺利通过血管，避免误入其他腔隙。

（二）插管位置的确认

1. 静脉插管位置　对于 VV-ECMO，使用超声确认引流管和回输管的尖端位置，确保引流管位于右心房与上腔静脉交界处，回输管位置合适。

2. 动脉插管位置　对于 VA-ECMO，通过超声检查动脉插管的位置，确保其位于降主动脉中段，避免影响冠状动脉血流。

三、ECMO 置管后的超声评估

（一）插管位置和功能的再次确认

1. 插管位置复查　置管后立即使用超声复查插管的尖端位置，确保其未发生移位。
2. 血流情况评估　观察血液在插管内的流动情况，检查有无血栓形成或血流不畅。

（二）心脏功能的动态监测

1. 左心功能变化　持续监测左心室的收缩和舒张功能，观察 ECMO 支持后左心功能的改善情况。

2. 右心功能变化　评估右心室的负荷和功能变化，尤其是在 VA-ECMO 支持下，右心室后负荷增加时可能出现的右心衰竭。

（三）血流动力学监测

1. 心排血量和血压变化　结合超声和有创血压监测，评估 ECMO 支持后患者的血流动力学变化，调整 ECMO 流量和血管活性药物的使用。

2. 容量管理　通过超声监测下腔静脉的变异性和右心房大小，指导液体的输注或排出，维持机体适当的容量状态。

（四）并发症的早期识别

1. 血栓形成　定期使用超声检查血管和插管内有无血栓形成，及时发现并处理。

2. 血管并发症　观察穿刺部位有无血肿、假性动脉瘤、动静脉瘘等血管并发症。

3. 心包积液　监测心包腔内积液的变化，及时发现心脏压塞等严重并发症。

（五）肺部情况的监测

1. 肺部氧合改善　通过肺部超声检查，评估ECMO支持后肺部氧合的改善情况，观察肺实变、肺水肿等病变是否吸收。

2. 肺动脉压力变化　持续监测肺动脉压力，评估肺动脉高压的改善情况。

四、ECMO支持期间的超声监测

（一）心脏功能与血流动力学监测

1. 左心室功能评估

（1）左心室过负荷：VA-ECMO可能增加左心室后负荷，而超声可监测左心室舒张末内径（left ventricular end-diastolic diameter，LVEDD）、室壁运动、主动脉瓣开放情况等。若左心室扩张伴收缩功能恶化，需联合左心室减压措施（如Impella[1]、IABP或房间隔造瘘）。

（2）左心室血栓：左心室血流淤滞时可能形成血栓，超声可早期发现心腔内高回声团块。

2. 右心室功能评估

（1）右心室收缩功能：通过三尖瓣环平面收缩期位移或右心室面积变化分数评估右心室功能，指导容量管理或强心药物使用。

（2）右心室后负荷：肺动脉高压患者需监测右心室壁厚度、室间隔运动（如"D型左心室"，提示右心室压力超负荷）。

3. 心脏压塞筛查　快速扫查心包腔，排除心包积液（尤其VA-ECMO患者因抗凝易发生出血性心脏压塞）。

4. 主动脉瓣开放状态　VA-ECMO可能抑制左心室射血，导致主动脉瓣持续闭合，增加左心室血栓风险。超声可动态观察瓣膜活动，必要时调整ECMO流量或采取左心室减压措施。

（二）ECMO导管及血管监测

1. 导管位置与通畅性

（1）静脉引流管：确认尖端位于右心房-上腔静脉交界处（VV-ECMO）或右心房中部（VA-ECMO），避免移位至肝静脉或冠状窦。

（2）动脉灌注管：确保导管尖端位于大血管内（如主动脉、髂总动脉），避免过深导致远端缺血或过浅引起反流。

（3）血栓检测：观察导管内或周围血管的血栓形成（如高回声团块、血流充盈缺损）。

2. 远端肢体灌注评估

（1）下肢缺血监测：多普勒超声评估股动脉置管侧远端动脉（如胫后动脉、足背动脉）

---

[1] Impella：是一种经皮介入的微型心室辅助装置，主要用于提供机械循环支持，以改善心脏功能和全身血液循环。

的血流速度、搏动指数（pulsatility index，PI）及血流方向。若流速下降 > 50% 或发生反向血流情况，需追加远端灌注管（distal perfusion catheter，DPC）。

（2）上肢灌注（颈动脉置管）：监测桡动脉、肱动脉血流，预防上肢缺血或脑栓塞。

3. 血管并发症的筛查

（1）血管损伤：检测穿刺部位血肿、假性动脉瘤或夹层（血管壁分层、内膜片）。

（2）静脉淤血：静脉回流受阻时，超声可见置管侧静脉扩张、血流缓慢或血栓形成。

（三）容量状态与液体管理

1. 下腔静脉（IVC）评估

（1）IVC 直径及变异率：呼气末 IVC 直径 < 2.1cm 且呼吸变异率 > 50% 提示容量不足；直径 > 2.1cm 且变异率 < 20% 提示容量过负荷。

（2）指导液体反应性：结合被动抬腿试验（passive leg raise，PLR）观察 IVC 变化，预测补液效果。

2. 心脏前负荷评估

（1）左心室充盈状态：通过左心室舒张末期面积（LVEDA）或二尖瓣血流频谱（E/A 比值）评估容量状态。

（2）肺水肿监测：肺部超声观察 B 线（肺水征）数量，动态评估肺水肿进展。

（四）器官灌注与并发症监测

1. 脑血流评估

经颅多普勒（transcranial doppler，TCD）：监测大脑中动脉（middle cerebral artery，MCA）血流速度及搏动指数，筛查脑栓塞或低灌注（如高搏动指数提示颅内压升高）。

2. 肾灌注

（1）肾动脉血流：多普勒超声测量肾动脉阻力指数（renal resistive index，RI），RI > 0.8 提示肾灌注不足或急性肾损伤风险。

（2）肾静脉血栓：观察肾静脉血流信号，排除血栓导致的肾淤血。

3. 肠道缺血风险　肠系膜上动脉（superior mesenteric artery，SMA）血流；监测 SMA 收缩期峰值流速（peak systolic velocity，PSV）和舒张期血流，流速显著降低提示肠缺血可能。

（五）感染与炎症相关监测

1. 导管相关感染

（1）局部脓肿/积液：穿刺部位周围低回声或无回声区（积液）伴血流信号增多（炎症）。

（2）感染性心内膜炎：心脏超声检查瓣膜赘生物、瓣周脓肿或穿孔。

2. 脓毒性心肌病　评估心室收缩功能（如 LVEF 下降）、心肌水肿（室壁增厚伴回声减低）。

（六）ECMO 参数调整指导

流量与氧合优化

（1）VV-ECMO 氧合效率：通过右心房超声观察引流管位置是否靠近三尖瓣，确保充分引流，避免缺血缺氧。

（2）VA-ECMO 循环支持：结合左心室心收缩功能和主动脉瓣开放情况，调整 ECMO 流量以避免左心室过负荷。

五、ECMO 撤机前的超声评估

（一）心脏功能的恢复情况

1. 左心功能评估　通过超声心动图评估左心室的收缩和舒张功能是否恢复到可以承受撤机的程度。

2. 右心功能评估　观察右心室的功能变化，确保右心能够维持足够的排血量。

（二）血流动力学的稳定性

1. 血压和心排血量的稳定性　评估患者在逐渐减少 ECMO 支持的情况下，血压和心排血量是否保持稳定。

2. 容量状态的评估　通过超声监测下腔静脉的变异性和右心房大小，确保患者在撤机前容量状态处于适宜情况。

（三）肺部功能的恢复

1. 氧合情况　通过肺部超声和血气分析，评估肺部氧合功能是否恢复到可以脱离 ECMO 的程度。

2. 肺动脉压力的变化　监测肺动脉压力是否降低到安全范围，避免撤机后出现肺动脉高压危象。

六、ECMO 拔管后的超声评估

（一）血管和插管部位的检查

1. 血管通畅性　使用超声检查血管的通畅性，排除血栓形成或血管狭窄等情况。

2. 插管部位的愈合情况　观察插管部位的愈合情况，有无血肿、感染等并发症发生。

（二）心脏功能的最终评估

拔管后，对心脏功能进行全面检查，如通过全面的超声心动图检查，评估心脏功能的恢复情况。

（范晓翔　鲍梦婷）

第三节　ECMO 的监控与维护

ECMO 作为复杂且精密的体外生命支持系统，其稳定运行依赖于对各类仪器设备的精准监控与维护，这一过程主要由专业的医护人员和医学工程人员共同协作完成。本节聚焦于仪器设备的关键要点，涵盖从核心组件的运行参数监测到设备的日常维护等内容，旨在为专业人员提供全面且实用的操作指南，保障 ECMO 持续、高效、安全运行，为危重症救治筑牢根基。

第三章　ECMO 操作流程与监控维护

一、设备参数监控

（一）离心泵参数

1. **转速**　离心泵转速与血流量直接关联，是血流动力学稳定的基石。正常运行时，转速波动应严控在设定值的 ±5% 以内。转速异常升高常暗示管路阻塞，转速降低则可能指向泵头故障、电源问题或血容量不足。因此，医护人员需要结合各项参数，综合研判，迅速处置，以确保患者安全。

2. **血流量**　血流量是反映支持力度的关键指标，通常根据患者的体重、病情需求进行设定。VV-ECMO 模式下建议为 60～80ml/（kg·min），VA-ECMO 模式下建议为 60ml/（kg·min）。过低的流量不仅无法满足机体氧供需求，也容易导致血栓问题；过高则可能引发溶血等并发症。持续监测流量变化至关重要，一旦发现波动超过设定范围的 ±10%，需立即排查原因，进行处理。

（二）膜肺参数

1. **氧合参数**

（1）膜前氧饱和度：是指血液进入氧合器之前的氧饱和度。初始建议值 67%～80%。它精准反映氧耗，通过光纤氧饱和度传感器持续监测，并辅助计算 ECMO 氧输送和自循环比例。当氧饱和度 <67% 时，往往预示氧输送（oxygen delivery，DO_2）与氧消耗（oxygen consumption，VO_2）之比 <3:1；当氧饱和度 >80% 时，则可能提示再循环比例失衡或组织细胞异常。

（2）膜后氧饱和度：是指血液进入氧合器之后的氧饱和度。初始必须达 100%，表示氧合器正常工作。它用于精确计算 ECMO 氧输送、供给及自循环比例。采用高敏氧饱和度监测仪实时把控，若未达标准，立即排查膜功能完整性。

（3）混合静脉血氧饱和度（mixed venous oxygen saturation，SvO_2）：是指混合静脉血中氧合血红蛋白占总血红蛋白的百分比，反映全身组织的氧摄取和氧利用情况（正常范围为 65%～75%）。在 ECMO 治疗中，可作为评估组织氧供需平衡的重要指标，<60% 可能提示组织缺氧或氧输送不足，需要进一步调整 ECMO 参数或查找原因。

（4）氧合指数（oxygenation index，OI）：计算公式为 $OI = PaO_2/FiO_2$，用于评估肺的氧合功能和 ECMO 的氧合效果。正常情况下 OI > 300mmHg。当 OI < 200mmHg 时，提示氧合功能严重受损，可能需要加强 ECMO 的支持力度或调整治疗策略。

2. **氧分压及二氧化碳分压指标**

（1）膜前氧分压：虽然膜前氧分压并无固定的绝对范围，但根据膜前血氧饱和度可大致推断，一般与膜前血氧饱和度协同监测。膜前氧分压与膜前氧饱和度存在紧密关联，二者相互印证，能更精准地反映血液进入氧合器前的氧合状态。

（2）膜后氧分压：在纯氧环境下，初始值通常 >500mmHg，通过高精度血气分析仪定时检测，用以精准判断膜功能及气流量是否正常。一旦分压异常，即刻启动膜肺性能评估流程。

(3) $PaCO_2$：反映气体交换效果的重要指标之一，正常范围一般在 35～45mmHg。在 ECMO 治疗中，通过调整气体流量等参数，可将患者的 $PaCO_2$ 维持在合适水平，过高或过低的 $PaCO_2$ 都可能对患者产生不良影响。

3. 气体交换

（1）气流量：建议气流量初始设置与血流量等同，如血流量 3L/min 时，气流量同步设为 3L/min。合适的气体流量能够保证足够的二氧化碳排出和氧气摄入，与患者的代谢需求相匹配。

（2）气浓度：气浓度初始多设为纯氧，后续依据血气分析结果，利用空氧混合器精准调配至适宜比例，确保气体交换达到最佳状态。

（三）温控系统参数

1. 热交换器　是温度控制系统中对血液进行温度调节的关键执行部件，通过热交换介质在内部的通道中流动，与另一侧通道内流动的血液进行热量交换，从而实现对血液温度的调节。内置高精度温度传感器，能够实时反馈水温，配合先进的温控算法，确保热交换效率恒定，使血液在体外循环过程中维持合适温度，为患者提供稳定的体温环境，保障患者生理功能的稳定。

2. 变温水箱　是为热交换器提供具有特定温度水源的设备，是整个温度控制的基础保障部分，主要由水箱本体、制冷系统、加热系统、温度传感器、控制系统等结构组成，确保热交换器有稳定、合适温度的水来实现对血液的有效升温或降温。

（四）管路压力参数

1. 膜前压／泵后压　二者紧密关联，通常近乎相等，通过高稳定性压力传感器测定。实时监测压力变化，为判断泵与膜肺之间的血流状态提供关键数据。

2. 膜后压　限定膜后压力为 200～250mmHg，膜前膜后压力差值波动至 +20mmHg 时，可能提示血凝块形成；1h 内上升 60mmHg，大概率出现氧合器凝血情况。借助压力趋势分析系统，实时预警，及时通知医护人员开展血气分析，精准评估氧合器性能。

3. 跨膜压（膜前压—膜后压）　反映膜肺气体交换时血液侧与气体侧的压力差，正常运行不应超过 50mmHg，该值随流量动态变化，不同品牌差异显著。跨膜压持续升高预示膜肺可能出现血浆渗漏、凝血或气体微栓，此时需紧急评估膜肺功能，必要时迅速更换。

4. 灌注管　压力与侧支压力灌注管及侧支管路初始接上三通，连接高敏压力传感器监测。侧支管压差与血流量呈正相关，运用智能压差分析模块，一旦数值骤降，应考虑堵塞，及时干预处理，保障管路通畅。

（五）报警性能参数

1. 监测报警系统　当监测报警系统性能和按键完好，当流量、压力、转速等参数超出预设正常范围时，报警系统会发出清晰的听觉和视觉报警信号，使医疗人员能及时发现参数异常或设备故障。

2. 气泡监测　通过气泡检测模块实时监测管路中的气泡，它能够检测到管路中微小的气泡，一旦发现气泡，设备会在发出尖锐的报警声的同时，自动停止血泵运转，防止气泡进入患者体内。医护人员接到报警后,应迅速查找气泡来源,及时排除气泡并重启血泵,防止发生空气栓塞。

3. *血液参数监测* 通过静脉探头实时监测,避免血液成分异常。

二、维护要点

(一)ECMO 主机维护

1. *日常维护* 检查主机电源、散热及风扇运转情况,确保无异常噪声、过热现象。保持主机清洁干燥,先使用 75% 乙醇无绒湿布擦拭表面,再用灭菌水润湿的无绒布擦拭,操作过程中注意避免液体进入设备内部。清洁晾干后,处于良好备用状态的主机应使用防尘罩保护,放置在清洁、干燥、通风良好的环境中,避免阳光直射和灰尘堆积。

2. *定期维护* 按照设备厂商要求进行系统的性能测试、校准、软件更新,模拟各种临床状况,检查设备的整体运行情况,及时发现潜在的问题,进行针对性的维修和优化。

(二)离心泵及备用泵

1. *日常维护* 检查并用 75% 乙醇无绒湿布擦拭表面,避免液体进入设备内部。在泵使用前后都需执行消毒流程,防止交叉感染。确保备用泵摆放在固定位置,可以正常使用。

2. *定期维护* 定期检查离心泵线路接口,确保连接处牢固稳定。定期查看备用泵的实际使用状况,确保在需要时能够即刻投入使用。

(三)热交换器

1. *日常维护* 热交换器的温度设置需合理无异常,使用前检查热交换器水箱的水位及管路连接。使用后需对热交换器水箱进行清洁,加入灭菌注射用水后,启动设备进行循环清洁。管路可拆卸,用 75% 乙醇浸泡,再用灭菌水冲洗干净。日常维护可用 75% 乙醇无绒湿布擦拭热交换器的外表面,再用灭菌水润湿的无绒布擦拭,保持热交换器的外观清洁完整。

2. *定期维护* 定期监测热交换器的性能,管路是否通畅,并对热交换器的温度传感器进行校准,确保温度显示准确。

(四)空氧混合器

1. *日常维护* 使用灭菌水和清洁剂清洁表面污染物后,用 75% 乙醇无绒湿布擦拭,再用灭菌水润湿的无绒布擦拭,保持设备表面洁净。

2. *定期维护* 定期检查设备的连接部件,定期校验氧气浓度和流量,确保氧浓度可在 21%～100% 范围内随意调节,气体流量供应正常,保障工作的正常开展。

(五)电池续航

确保电池在满负荷情况下能持续工作时间应 >1h。定期对电池进行充放电测试,一般每月至少 1 次,确保电池在满负荷情况下能持续工作时间 >1h。在充放电过程中,注意监测电池的电压、电流变化,记录电池的容量和续航时间,若发现电池性能下降,及时更换电池组或增加备用电池。

(六)故障维修与记录

1. *故障诊断维修* 当 ECMO 设备出现故障报警时,在确保患者生命安全的条件下,根

ECMO 技术与病例解析

据设备显示屏上的故障代码、报警信息，以及监测到的参数异常情况，初步判断故障部位和原因，及时解决问题。对于复杂故障，及时更换至备用机器，再借助专业的检测工具检测维修。

2. 维修记录　　建立详细的维修记录档案，记录每次故障发生的时间、故障现象、诊断过程、维修措施、更换的零部件信息，以及维修人员的姓名。维修记录不仅为设备的后续维护提供参考，也有助于分析设备的故障规律，为预防性维护提供依据。

3. 维修后的测试与验证　　对维修后的 ECMO 设备应进行全面测试，以确保设备各项性能指标都符合规定的标准。在模拟临床使用的环境下，让 ECMO 设备运行一段时间，观察设备是否能稳定运行，各项参数是否正常，是否存在其他潜在问题。根据维修后测试的结果，给出设备是否验收合格的结论，明确设备是否可以恢复使用。

（陈敏丽　孙亚冰）

参 考 文 献

龙村，2007. ECMO 手册 [M]. 北京：人民卫生出版社 :1-46

马柱仪，叶靖仪，罗转兴，2022. 16 例体外膜肺氧合急救患者的集束化管理策略探讨 [J]. 中国社区医师，38(19):145-147

桑宝珍，黄永贵，徐雪影，2016. 体外膜肺氧合术中标准化护理程序的研究与实践 [J]. 护士进修杂志，31(22):2028-2030

郑燕，陈勇，2018. 规范化护理操作流程在体外膜肺氧合术中的应用 [J]. 当代护士（中旬刊），25(6):122-124

Grant C Jr, Richards JB, Frakes M, et al. 2021. ECMO and right ventricular failure:Review of the literature[J]. J Intensive Care Med, 36(3):352-360

Wrisinger WC, Thompson SL, 2022. Basics of extracorporeal membrane oxygenation[J]. The Surgical Clinics of North America, 102(1):23-35

Xie K, Jing H, Guan S, et al. 2024. Extracorporeal membrane oxygenation technology for adults: an evidence mapping based on systematic reviews[J]. European Journal of Medical Research, 29(1):247

Douflé G, Dragoi L, Morales Castro D, et al. 2024. Head-to-toe bedside ultrasound for adult patients on extracorporeal membrane oxygenation[J]. Intensive Care Med, 50(5):632-645

Hussey PT, von Mering G, Nanda NC, et al. 2022. Echocardiography for extracorporeal membrane oxygenation[J]. Echocardiography, 39(2):339-370

Martin-Villen L, Martin-Bermudez R, Perez-Chomon H, et al. 2024. Role of ultrasound in the critical ill patient with ECMO[J]. Med Intensiva (Engl Ed), 48(1):46-55

McMichael ABV, Ryerson LM, Ratano D, et al. 2021. ELSO adult and pediatric anticoagulation guidelines[J]. ASAIO J, 68(3):303-310

Mosier JM, Kelsey M, Raz Y, et al. 2015. Extracorporeal membrane oxygenation (ECMO) for critically ill adults in the emergency department:history, current applications, and future directions[J]. Crit Care, (19):431

Ortoleva J, 2024. Hyperoxia and VA-ECMO outcomes:getting to the heart of the problem[J]. J Cardiothorac Vasc Anesth, 38(10):2147-2149

Pervaiz Butt S, Kakar V, Abdulaziz S, et al. 2024. Enhancing lung transplantation with ECMO:a comprehensive review of mechanisms, outcomes, and future considerations[J]. J Extra Corpor Technol, 56(4):191-202

Wrisinger WC, Thompson SL, 2022. Basics of extracorporeal membrane oxygenation[J]. Surg Clin North Am, 102(1):23-35

第四章
ECMO 临床病例解析

第一节　心肺相关支持

病例 1：重症肺炎的 ECMO 治疗病例

一、导读

重症肺炎通常指被致病力较强的病原体感染或由于机体免疫功能低下等多种因素引起的严重肺部感染，临床上常表现为难以维持正常氧合（PaO_2/FiO_2 明显下降），并伴随感染性休克或多器官功能不全。对于重症肺炎患者，应及时评估呼吸状态、血流动力学和病原学结果，综合使用抗菌或抗病毒治疗、机械通气、俯卧位通气，以及合理的容量管理和营养支持。若在常规支持下仍出现顽固性低氧血症或发展成严重呼吸衰竭，可考虑 ECMO 等挽救性治疗，为肺功能恢复争取时间。本文报道了 1 例因感染甲型流感病毒导致引发重症肺炎的患者，通过 VV-ECMO 支持治疗，最终实现肺功能康复。

二、病史资料

【基本信息】患者男，38 岁，身高 165cm，体重 70kg，个体经营者，2024 年 6 月 3 日入院。

【主诉】发热 1 周。

【现病史】患者 1 周前无明显诱因下出现发热，体温最高 39.6℃，伴头晕，全身肌肉酸痛，无畏寒寒战，无头痛，无咳嗽咳痰，无胸闷气促，无恶心呕吐，无腹痛腹泻，无尿频、尿急、尿痛等不适。患者 6d 前自服"氨酚烷胺那敏胶囊"后出现全身红色斑丘疹，伴瘙痒，遂至当地医院就诊，给予注射克林霉素抗感染、注射甲泼尼龙抗炎、注射布洛芬退热、注射氯苯那敏抗过敏等治疗后，患者皮疹消退，但发热无明显缓解。患者 2d 前再次至当地医院就诊，查血常规，白细胞计数 $7.6 \times 10^9/L$，中性粒细胞百分比 74.0%，血红蛋白浓度 159g/L，血小板计数 $176 \times 10^9/L$；超敏 C 反应蛋白 9.94mg/L，给予注射阿昔洛韦抗病毒、注射布洛芬退热等对症治疗 2d 后，患者体温可恢复正常，但数小时后再次发热。遂于 1d 前复至当地医院住院治疗，查血常规，白细胞计数 $6.7 \times 10^9/L$，中性粒细胞百分比 79.4%，血红蛋白浓度 149g/L，血小板计数 $112 \times 10^9/L$。血生化，血清总胆红素 111.1μmol/L，血清直接胆红素 63.2μmol/L，血清间接胆红素 47.1μmol/L，血清白蛋白 34.6g/L，天冬氨酸氨基转移酶 168U/L，丙氨酸氨基转移酶 1992U/L，超敏 C 反应蛋白 46.5mg/L。降钙素原 1.50ng/ml。肺炎支原体：阳性（1∶160）。流感抗原检测（甲型乙型）：阴性。登革热病毒检测阴性。胸部 CT 平扫：两肺多发炎症，待排病毒性肺炎（图 4-1），当地医院给予注射头孢哌酮舒巴坦抗感染及化痰、护肝等治疗后，发热无明显缓解。今为求进一步诊治来笔者所在医院就诊，门诊拟诊"肺炎"收住入院。

【既往史】一般。氨酚烷胺那敏胶囊过敏，表现为皮疹。高血压史 5 年余，血压最高 150/130mmHg，目前规律服用硝苯地平控释片（每次 30mg，每晨 1 次），降压治疗，自述血压控制可。否认糖尿病、心脑血管意外等病史，否认手术史、外伤史，否认输血史。

【个人史】无烟酒嗜好。

【婚育史】已婚，育有 2 子，配偶及儿子均体健。

【家族史】无特殊。

【体格检查】体温 39.1℃，脉搏 107 次/分，呼吸 18 次/分，血压 134/94mmHg。神志清楚，全身浅表淋巴结未触及增大，皮肤无黄染，巩膜轻度黄染，结膜无充血，颈部软，呼吸较促，双肺呼吸音粗，双下肺可闻及湿啰音，心率 107 次/分，心律齐，未闻及明显病理性杂音，腹软，无压痛及反跳痛，肝脾肋下未及，移动性浊音阴性，肾区无叩痛，双下肢无水肿，四肢肌力 V 级，生理反射存在，病理反射未引出。

【初步检查结果】血常规：白细胞计数 8.9×10^9/L，中性粒细胞百分比 90%，血红蛋白浓度 155g/L，血小板计数 134×10^9/L。血生化：血清总胆红素 82.9μmol/L，血清直接胆红素 70.2μmol/L，血清白蛋白 31.6g/L，天冬氨酸氨基转移酶 139U/L，丙氨酸氨基转移酶 1554U/L，超敏 C 反应蛋白 78.86mg/L。Th1/Th2 细胞因子检测：白介素 -6 86.61pg/ml，白介素 -10 53.16pg/ml。13 种呼吸道病原体核酸检测：阴性。新型冠状病毒核酸检测：阴性。血培养：阴性。降钙素原定量：2.25ng/ml。心脏彩色超声：静息状态下左心室舒张功能减低。腹部超声：脂肪肝，胆壁毛糙增厚。心电图：窦性心动过速。

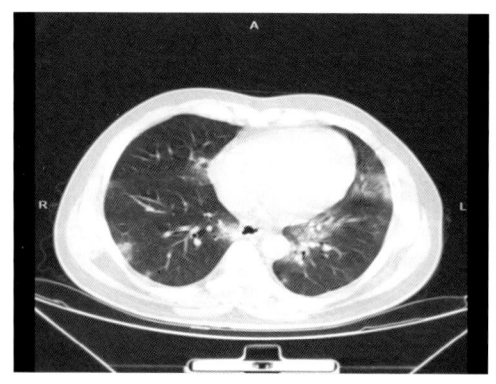

图 4-1 胸部 CT：两肺多发感染，病毒性肺炎待排

【入院诊断】①社区获得性肺炎；②肝功能不全；③高血压病。

三、诊疗经过

入院第1天，患者在感染内科住院，I级护理，告病重，低盐低脂膳食，鼻导管吸氧，测血压、脉搏、氧饱和度，给予哌拉西林钠他唑巴坦钠静脉滴注（每次4.5g，每8小时1次）抗感染，甲泼尼龙（每次40mg，每日1次）抗炎，奥美拉唑肠溶胶囊护胃，异甘草酸镁针、多烯磷脂酰胆碱针护肝，丁二磺酸腺苷蛋氨酸针退黄等治疗，体温最高39.3℃。

入院第2天，患者今晨体温36.3℃，伴头晕，全身肌肉酸痛，氧饱和度较前下降，鼻导管吸氧4L/min下，氧饱和度在90%～95%。测动脉血气分析：血液酸碱度7.43，动脉二氧化碳分压29mmHg，动脉氧分压57mmHg，氧饱和度90%。入院后复查13种呼吸道病原体核酸检测：阴性，新型冠状病毒核酸检测：阴性。复查胸部CT平扫：两肺多发感染，病毒性肺炎可能大；左侧胸腔少量积液，前纵隔结节（图4-2）。患者病情较前进展，仍有高热，氧饱和度下降，停用哌拉西林他唑巴坦，改用奥马环素（每次0.1g，每日1次，静脉滴注）（首剂加量）广谱抗感染，口服玛巴洛沙韦40mg经验性抗流感。

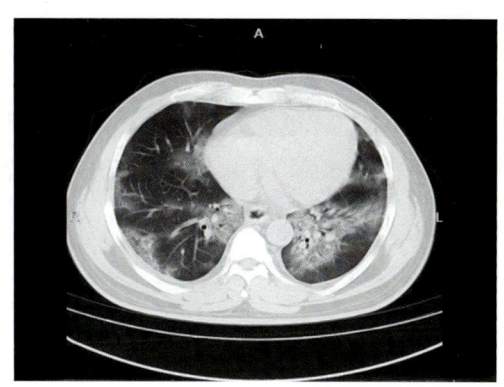

图4-2　胸部CT：两肺多发感染

入院第3天，患者早晨呼吸急促，双鼻导管8L/min+储氧面罩吸氧10L/min，氧饱和度89%～90%，随即转入呼吸重症监护室。给予高流量吸氧（流速60L/min，氧浓度100%）及无创辅助通气（S/T模式，IPAP 12cmH$_2$O，EPAP 5cmH$_2$O，FiO$_2$ 100%）交替进行，氧饱和度89%～92%。复查呼吸道病原体核酸检测：甲型流感病毒H1N1阳性。给予床旁经鼻纤维支气管镜检查，气管及支气管黏膜轻度充血水肿，两侧支气管内可见较多黄褐色分泌物，镜下给予吸除，并于左上叶上舌段行肺泡灌洗，灌洗液送检微生物培养、宏基因测序。下午患者在无创呼吸机（氧浓度100%）应用的情况下呼吸频率加快，指氧饱和度降低，行紧急气管插管，机械通气（氧浓度100%），氧饱和度60%～70%，动脉血气分析（FiO$_2$ 100%状态下）：血液酸碱度7.36，动脉二氧化碳分压30mmHg，动脉氧分压50mmHg，氧合指数50mmHg。呼吸重症监护室专科医师联系综合重症监护室紧急行床旁VV-ECMO治疗，右股静脉引流管23F，置管深度43cm；右颈内静脉灌注管15F，置管深度15cm，ECMO初始转速3 015r/min，流量3.62L/min，氧浓度100%，气流量4L/min，患者指氧饱和度回升到 95%，后经院区间转运救护车转运至综合重症监护室继续治疗。转入综合重症监护室后，继续气管插管，呼吸机辅助呼吸，VV-ECMO 支持，抗生素降级为头孢美唑钠注射液（每次 1.0g，每 12 小时 1 次）静脉滴注抗细菌感染，余下雾化、护胃、护肝等对症支持治疗。

入院第 17 天，患者机械通气联合 VV-ECMO 已 15d，复查胸部 CT 较前吸收（图 4-3），但预计近期不具备脱离机械通气条件，给予床旁经皮气管切开。

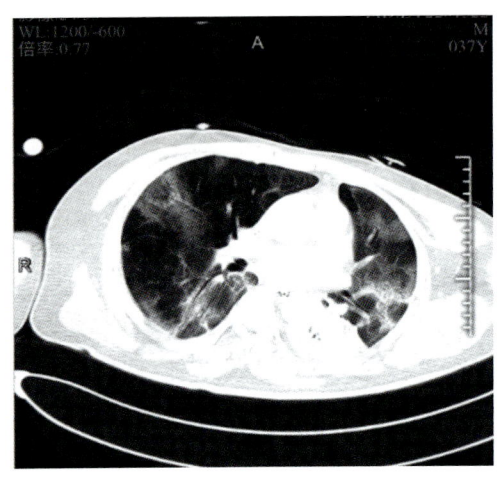

图 4-3　复查胸部 CT：两肺多发感染灶，较前稍吸收。两侧胸腔少量积液伴两肺膨胀不全，较前好转

入院第 19 天，患者体温基本恢复正常，近日复查胸部 CT 示渗出明显改善，重症肺炎较前好转，于上午 8 时调整 ECMO 气流为 0L/min，调整呼吸机参数：FiO_2 35%，PEEP 5cmH_2O，压力支持通气（pressure support，PS）15cmH_2O，观察 24h。

入院第 20 天，患者神志清楚，精神可，气管切开接呼吸机辅助呼吸，VV-ECMO 辅助中，持续镇痛镇静。呼吸机具体参数：持续气道正压通气（continuous positive airway pressure，CPAP）模式，FiO_2 35%，PEEP 5cmH_2O，PS 15cmH_2O；ECMO 具体参数：转速 3285r/min，血流量 3.12L/min，气流量 0L/min，FiO_2 70%；生命体征：经皮血氧饱和度（pulse oximetry oxygen saturation，SpO_2）99%，心率 87 次/分，呼吸浅快指数（rapid shallow breathing ndex，RSBI）14.2，血压 131/84mmHg（无血管活性药物维持）。早晨血气分析：pH 7.38，PaO_2 146mmHg，$PaCO_2$ 46mmHg，氧合指数 365mmHg，已达下机标准。撤机试验通过后，撤除 ECMO。

患者总计住院 34d。入院第 3 天气管插管，机械通气及 VV-ECMO 呼吸支持，第 17 天经皮气管切开，第 20 天撤除 ECMO，第 25 天停机械通气改高流量吸氧，第 30 天气切封管改鼻导管吸氧并转回呼吸专科，复查 CT 较前明显改善（图 4-4）。期间先后给予头孢美唑钠、卡泊芬净、美罗培南、多黏菌素 B、万古霉素、伏立康唑、注射用头孢他啶阿维巴坦钠、多黏菌素 E 雾化等抗感染，营养支持、抗凝、镇静镇痛、输血、补充白蛋白、纤维支气管镜吸痰灌洗，以及维持水、电解质及酸碱平衡等对症支持治疗。患者痊愈出院，出院时一般情况可，自觉双下肢稍微乏力，余无明显不适。

第四章 ECMO 临床病例解析

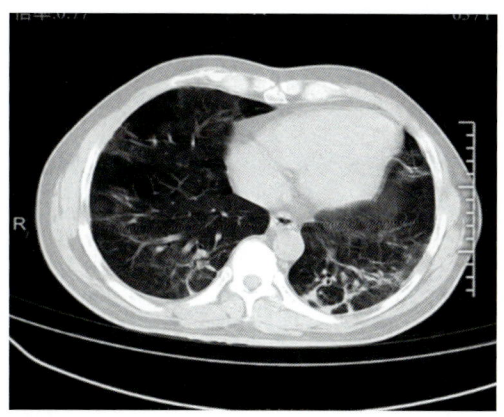

图 4-4 复查胸部 CT：两肺多发感染灶；两侧胸腔少量积液伴两肺膨胀不全

四、学习讨论

（一）危重型流感的诊断标准

危重型流感的诊断主要基于临床表现、实验室检查和影像学检查。根据世界卫生组织（World Health Organization，WHO）及国际指南，危重型流感的诊断标准包括以下要点。

1. 临床表现　持续高热（＞39℃）或低体温（＜36℃）。呼吸困难、呼吸频率显著增加（＞30 次/分）。低氧血症（氧合指数＜200mmHg）。

2. 呼吸衰竭　需要机械通气。

3. 感染性休克　感染导致的休克，需积极液体复苏和血管活性药物支持。

4. 多器官衰竭　出现 2 个或 2 个以上器官障碍，需重症监护治疗，如急性肾损伤、肝功能障碍、凝血功能障碍。

5. 实验室检查　白细胞计数升高或降低，中性粒细胞比例显著升高。C 反应蛋白（C-reactive protein，CRP）和降钙素原（procalcitonin，PCT）显著升高。血生化提示肝功能异常（如转氨酶升高）或肾功能异常（如肌酐升高）。

6. 影像学检查　胸部 CT 或 X 线检查显示双肺多发炎症浸润，可能伴有胸腔积液或肺实变。

7. 病原学检测　呼吸道标本（如鼻咽拭子、肺泡灌洗液）中检测到甲型或乙型流感病毒核酸或抗原。

（二）鉴别诊断

危重型流感须与其他病原体引起的重症肺炎及非感染性疾病相鉴别。

1. 细菌性肺炎　如肺炎链球菌、金黄色葡萄球菌感染，通常伴有脓痰、白细胞显著升高，抗生素治疗有效。

2. 病毒性肺炎　如新型冠状病毒、呼吸道合胞病毒（respiratory syncytial virus，RSV）感染，须通过病原学检测鉴别。

3. 非感染性疾病　如急性呼吸窘迫综合征、肺栓塞、心力衰竭等，须结合病史、影像

(三) 危重型流感的具体治疗方法

1. 抗病毒治疗

(1) 神经氨酸酶抑制药：如奥司他韦（oseltamivir）、帕拉米韦（peramivir），建议在发病48h内使用，重症患者可延长疗程。

(2) RNA聚合酶抑制药：如巴洛沙韦（baloxavir），适用于对神经氨酸酶抑制药耐药的患者。

2. 抗感染治疗　对于合并细菌感染的患者，需要根据病原学结果选择广谱抗生素，如头孢类、碳青霉烯类等。

3. 呼吸支持

(1) 高流量氧疗（又称经鼻高流量湿化氧疗，high-flow nasal cannula oxygen therapy，HFNC）或无创通气（noninvasive ventilation，NIV）：适用于轻中度呼吸衰竭患者。

(2) 机械通气：对于重度呼吸衰竭患者，应尽早气管插管，采用肺保护性通气策略（如低潮气量、适度PEEP）。

4. 免疫调节治疗　对于炎症风暴明显的患者，可考虑使用糖皮质激素或托珠单抗（tocilizumab）抑制过度炎症反应。

5. 支持治疗　包括液体管理、营养支持、抗凝治疗、镇静镇痛等。

(四) VV-ECMO 的启动指征

根据国际体外生命支持组织（ELSO）指南，VV-ECMO的启动指征如下。

1. 顽固性低氧血症　在优化机械通气（$FiO_2 \geq 80\%$，$PEEP \geq 10cmH_2O$）条件下，$PaO_2/FiO_2 < 80mmHg$ 持续6h以上。

2. 高碳酸血症　动脉血 $pH < 7.25$，$PaCO_2 > 60mmHg$，且无法通过调整呼吸机参数纠正。

3. 肺顺应性极低　平台压 $> 30cmH_2O$，提示肺损伤严重。

4. 其他指征　如严重气压伤（气胸、纵隔气肿）或需要快速转运至高级医疗中心。

(五) VV-ECMO 治疗期间的主要注意事项

1. 抗凝管理　ECMO期间需持续抗凝治疗，监测ACT或APTT，预防血栓形成和出血并发症。

2. 血流动力学监测　密切监测血压、心排血量、CVP等指标，维持循环稳定。

3. 预防感染　严格无菌操作，预防导管相关性感染，定期监测感染指标。

4. 呼吸机管理　采用肺保护性通气策略，降低呼吸机相关性肺损伤（VILI）风险。

5. 营养支持　早期启动肠内营养，维持患者营养状态，促进康复。

6. 并发症防治　包括出血、血栓、溶血、神经系统并发症等，需要及时处理。

(六) VV-ECMO 的撤机指征及后续管理

1. 撤机指征

(1) 肺功能显著改善，$PaO_2/FiO_2 > 200mmHg$，且 $PEEP \leq 8cmH_2O$。

(2) 血流动力学稳定，无须大剂量血管活性药物支持。

第四章　ECMO 临床病例解析

（3）无严重并发症，如出血、感染等。

2. 后续管理　逐步降低 ECMO 流量，评估患者对撤机的耐受性。撤机后继续机械通气支持，逐步过渡至自主呼吸。密切监测感染、血栓等并发症，及时干预。

（七）VV-ECMO 在危重型流感中的临床研究进展

1. 疗效与预后　研究表明，VV-ECMO 可显著改善危重型流感患者的氧合和生存率，尤其是对于年轻、无严重基础疾病的患者。但 ECMO 治疗的高风险性和资源消耗需严格评估其适用性。

2. 新技术与新策略　低流量 ECMO、超保护性通气策略等新技术正在探索中，旨在进一步降低并发症风险。多中心研究正在评估 ECMO 在流感相关 ARDS 中的长期疗效和成本效益。

（八）VV-ECMO 的伦理与资源分配问题

1. 伦理考量　ECMO 资源的稀缺性要求其应用需基于公平、透明的分配原则。在资源有限的情况下，应优先考虑年轻、无严重基础疾病且预期生存率较高的患者。

2. 资源分配策略　建立区域性的 ECMO 中心，集中资源以提高治疗效率和效果。制订明确的 ECMO 启动和撤机标准，避免资源浪费。

（九）VV-ECMO 的未来发展方向

1. 技术创新　开发更小型化、便携化的 ECMO 设备，以扩大其应用范围。探索新型抗凝策略，降低出血和血栓风险。

2. 多学科协作　加强重症医学、呼吸科、感染科等多学科协作，优化 ECMO 治疗流程。开展更多高质量的临床研究，为 ECMO 的应用提供循证依据。

五、经验总结

危重型流感的治疗需要多学科协作，关键是早期识别、及时抗病毒治疗和呼吸支持。对于顽固性低氧血症患者，VV-ECMO 是一种有效的挽救性治疗手段，但其应用需严格遵循国际指南，并注意治疗期间的并发症管理。随着新技术和临床研究的进展，ECMO 在危重型流感中的应用前景将进一步明确。

（潘建能　乐元洁）

病例 2：VV-ECMO 在支气管病变中的应用

一、导读

复发性多软骨炎（relapsing polychondritis，RP）是一种以广泛且可能具有破坏性的软骨炎症病变为特征的多系统风湿性疾病。本文讲述了 1 例 51 岁女性 RP 患者，其在上呼吸道感染 4d 后出现呼吸困难。因为 RP 导致的气道狭窄是致命的，所以行气管插管操作十分危险，该患者最终选择在体外膜肺氧合支持下进行气管支架置入术，术后临床状况显著改善。

二、病例背景

VV-ECMO 是一种用于替代肺脏功能的体外生命支持技术，广泛应用于呼吸衰竭的生命支持。而呼吸衰竭病因可分为肺通气功能障碍和肺换气功能障碍两大类，肺通气功能障碍又可分为限制性通气障碍和阻塞性通气功能障碍。本案例患者通过 VV-ECMO 技术，体外支持因严重支气管狭窄导致的阻塞性肺通气功能障碍，减少了气管支架置入术的实施风险，解决了气道狭窄病因，且预后良好。

三、病史资料

【基本信息】患者女，51 岁。

【主诉】呼吸困难、胸闷 3d。

【病史简介】患者 3d 前在长途旅行后出现呼吸困难和胸闷，既往有哮喘病史，在当地医院诊断为急性哮喘发作。胸部 CT 显示，从声门到隆突上方的气管狭窄，长度为 8.5cm，前后径为 1～2mm（图 4-5）。体格检查发现鞍鼻畸形和耳郭软骨炎（图 4-6），根据 McAdam 标准 [临床特征是双侧耳软骨炎、非侵蚀性、血清阴性多关节炎、眼部炎症、呼吸道软骨炎、耳蜗和（或）前庭功能障碍] 诊断患者患有 RP。呼吸科医师建议给予甲泼尼龙（每次 4mg，每日 1 次），但患者症状并未改善。给予面罩吸氧，动脉血气分析显示 pH 7.21，$PaCO_2$ 72.6mmHg，PaO_2 56mmHg，氧合指数 < 150mmHg，随后患者被收入重症监护病房。

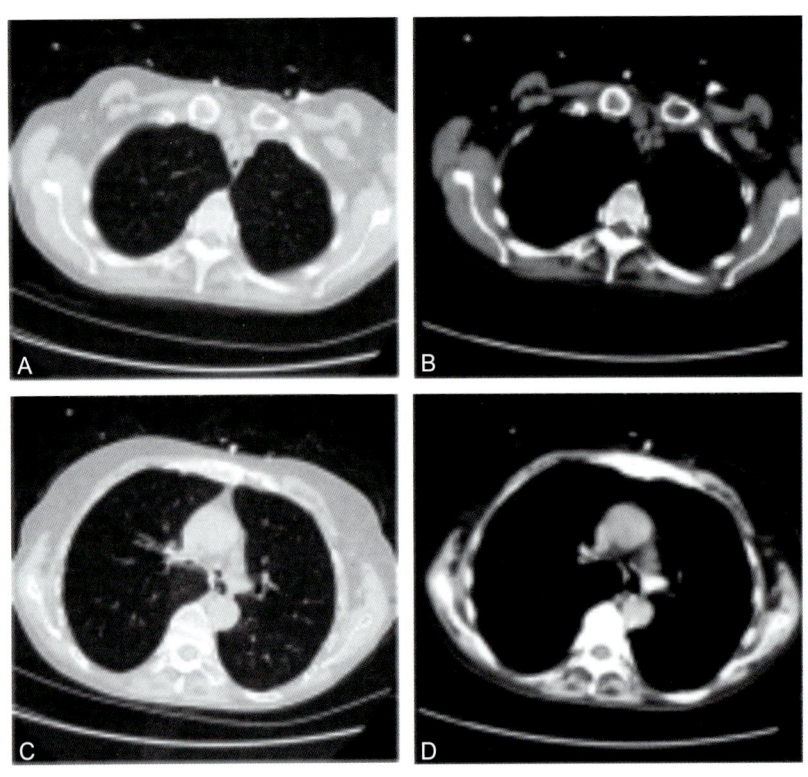

图 4-5　胸部 CT

第四章　ECMO 临床病例解析

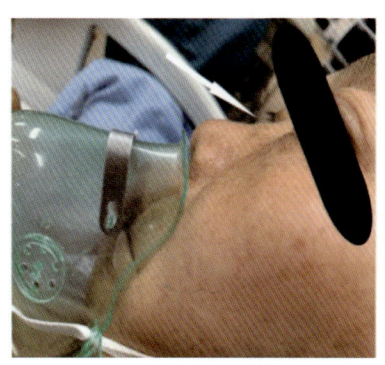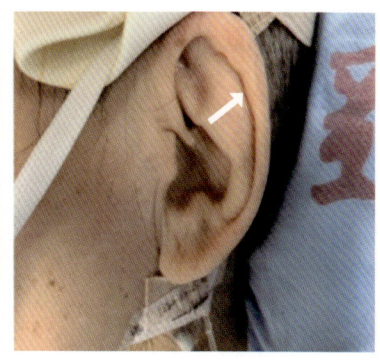

图 4-6　体格检查发现鞍鼻畸形和耳郭软骨炎（白色箭头所示）

在重症监护室住院期间，患者呼吸困难及咳嗽症状进一步加重，氧合指数 < 100mmHg，包括呼吸科和麻醉科在内的多学科团队会诊后表示，患者有很高的人工气道需求。由于气道狭窄可能迅速变得不可逆，医师决定在患者处于清醒状态、没有人工气道支持的情况下为其进行 VV-ECMO，以防止呼吸衰竭，并为患者进一步接受气道支架置入治疗做准备。通过给予右美托咪定浅镇静和利多卡因局部麻醉后，顺利进行了 VV-ECMO 置管。ECMO 启动时，模式为 V-V，插管部位分别为右侧股静脉和右侧颈内静脉，管径分别为 16F 和 22F。术后，$PaCO_2$ 降至 45～55mmHg，血氧饱和度维持在 96% 以上，患者呼吸困难症状得到显著改善。

患者入住重症监护病房的第 5 天，在麻醉状态下进行了主气管支架置入。最初尝试置入硅酮气道支架，但由于患者有严重的声门水肿，无法使用硬质支气管镜，因此未能成功。代替选择在气道内放置了 1 个金属裸支架（直径 18mm，长度 50mm）（图 4-7）。支架置入后，患者开始使用呼吸机，呼吸机显示潮气量为 331～384ml，行支气管镜检查显示主支气管左右两侧通畅（图 4-8），病理检查显示，在软骨周边有纤维组织增生，少量炎性细胞浸润和轻微软骨退变（图 4-9）。同时，采用局部与全身激素治疗相结合的方式。

在重症监护病房的第 9 天，患者脱离了 ECMO 支持。由于患者气管病变严重程度较前好转，在住院期间，甲泼尼龙剂量逐渐减至 20mg/d。出院后，医师建议定期复查，并在门诊服务中将泼尼松剂量调整为 10mg/d。

【既往史】患者既往有哮喘病史，具体年限不详；否认糖尿病、心脑血管意外等病史。

【个人史】无烟酒嗜好。

【家族史】无特殊。

【体格检查】神志清楚；体温 36.2℃，脉搏 92 次/分，呼吸频率 25 次/分，血压 129/73mmHg。鞍鼻畸形、耳郭软骨变形；颈软，甲状腺不大；双肺呼吸音低，呼气相可闻及哮鸣音，湿啰音未闻及；心界无扩大，律齐，心脏各瓣膜听诊区未闻及杂音；腹平软，无压痛及反跳痛，肝脾肋下未及；双下肢无水肿。生理反射存在，病理反射未引出。

【辅助检查】血气分析：pH 7.21，$PaCO_2$ 72.6mmHg，PaO_2 56mmHg，氧合指数 < 150mmHg。胸部 CT：声门到隆突上方的气管狭窄，长度为 8.5cm，前后径为 1～2mm。病理报告：在软骨周边有纤维组织增生，少量炎性细胞浸润和轻微软骨退变。

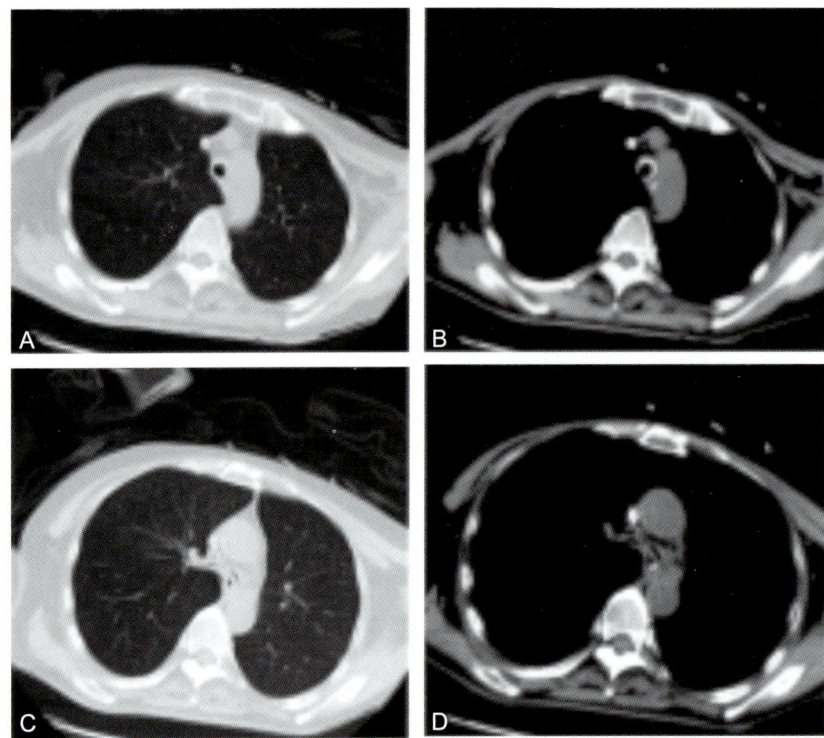

图 4-7　置入气管支架后,主支气管狭窄缓解,但左右主支气管仍然狭窄

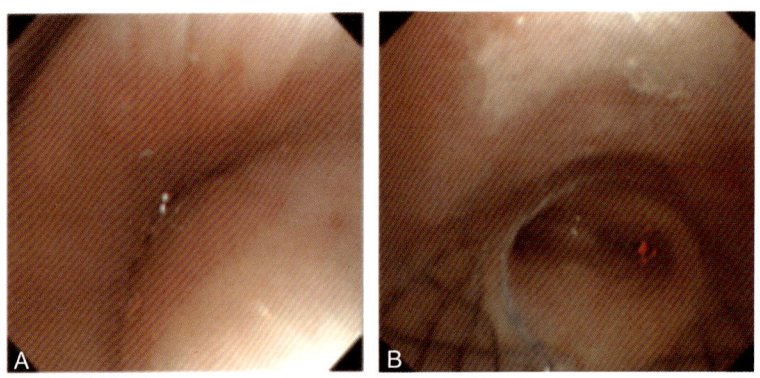

图 4-8　A. 气管狭窄的内镜视图;B. 气管支架术后的支气管镜成像

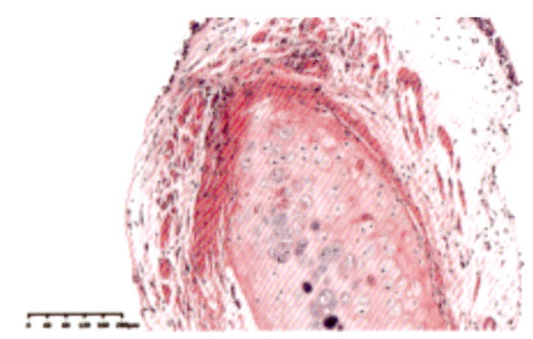

图 4-9　显微镜检查

四、病例讨论

据报道,由于对 RP 相关并发症管理的完善,RP 患者的生存率从 1986 年的 55% 提高到 1998 年的 94%。然而,在气道受累的患者中,死亡率仍然很高,约 50% 的患者可能会经历气道受累,20% 可能会经历气道塌陷,这可能与上、下气道的软骨有关。对于因 RP 导致气管狭窄的患者,气管支架置入是一种有效的外科治疗方法,能够保持气道通畅,轻度气管狭窄的患者,首选硅酮支架,因为生物相容性佳,刺激小且容易调整或取出,但金属支架容易放置且不会脱落或移位。本例的患者气管狭窄严重,由于硬质支气管管腔,故无法置入硅酮支架。

气管支架的置入可能存在操作困难和挑战性,尤其像本例如此严重的气管狭窄患者,建立人工气道极具危险性。在这种情况下,使用 ECMO 可以避免因窒息引起的急性呼吸衰竭。研究表明,对于 RP 终末期患者,ECMO 支持下的气管支架置入是一种可行的方法,ECMO 可以成功帮助 RP 患者进行气道修复。值得注意的是,类似本例如此严重的气道狭窄病例在临床实践中相当罕见。一般来说,早期气道狭窄的患者是没有明显症状,而该患者存在显著的呼吸衰竭,且计算机断层扫描显示从会厌到左右主支气管的显著狭窄,经相关专家会诊后,考虑到气管插管的不可行性,采用了非传统的 ECMO 方法进行治疗。

当患者处于清醒状态时,全身麻醉可能导致呼吸抑制或窒息,因此,在本案例中,选择局部麻醉下进行 ECMO 置管。为了防止紧急情况,预先在股静脉和股动脉留置了 Arrow 导管,以便快速进行 VA-ECMO,幸运的是,VV-ECMO 置管过程顺利。临床实践中,我们习惯对气道狭窄患者紧急计划考虑预防性保留血管通路,以防在置管过程中突然发生心肺骤停。目前,没有相关是否应将 ECMO 作为预防措施用于气道狭窄患者气道治疗的参考文献,虽然许多文章报道称早期预防性 ECMO 置管可以成功预防后遗症,然而目前尚缺乏高质量的研究。

糖皮质激素是唯一被批准用于 RP 治疗的药物。糖皮质激素用于控制急性气道发作,能有效减少其严重程度、持续时间和频率。对于急性呼吸窘迫的治疗,可能需要大剂量甲泼尼龙静脉用药。在本案例中,患者在疾病确诊前已长期吸入和静脉注射糖皮质激素,但治疗无效,我们认为这可能归因于给予的糖皮质激素剂量过低。免疫抑制药(如甲氨蝶呤、环磷酰胺和环孢素 A)主要用于对激素耐药或不耐受的患者,以及在激素停用后复发的患者。如果在 RP 患者进行气管支架置入时联合使用上述药物,那么在手术过程中发生继发感染的风险就会很高。

VV-ECMO 是通过体外循环系统为患者提供呼吸支持,可应用于严重气道狭窄患者的支气管镜介入手术治疗,临床上主要用于以下情况的气道狭窄患者。①重度气道狭窄:当常规呼吸支持方式(如高流量鼻导管氧疗、无创通气等)无法满足氧合需求时。②复杂气道狭窄:如复发性多软骨炎导致的气管支气管软化、气道撕裂或隆突肿瘤等。③围术期支持:在支气管镜介入手术中,为患者提供稳定的氧合支持。其应用优势包括以下几点。a. 保障氧合:在手术过程中,VV-ECMO 能够有效维持患者的氧合水平,避免因缺氧导致的心脑等重要脏器损伤。b. 减少并发症：术中无氧气供应可减少高频电凝时的燃爆风险。c. 支持术后恢复：对于心肺功能严重受损的患者，VV-ECMO可在术后提供长期的心肺支持。在实施VV-ECMO的过程中首先应完善术前准备，对于常规呼吸支持无法满足需求的患者，提前启动VV-ECMO支持，确保手术安全。VV-ECMO支持应使用全程，直到患者的心肺功能恢复。

虽然VV-ECMO在气道狭窄治疗中具有显著优势，但也存在潜在风险，如血管损伤、穿刺部位出血、血栓栓塞等。因此，在使用前需严格权衡风险与获益，并加强并发症的监测和管理。

五、经验总结

VV-ECMO是一种通过体外循环系统为患者提供呼吸支持的技术，在严重气道狭窄患者的支气管镜介入手术中具有较高的适用性和安全性。它能够为患者提供稳定的氧合支持，减少术中风险，为术后恢复提供保障。然而，使用前须严格评估适应证和禁忌证，加强并发症的管理。

（张京臣　毛鑫亮）

病例3：肺栓塞应用ECMO治疗

一、导读

高危肺动脉栓塞（high-risk pulmonary embolism，HRPE）是指严重威胁生命的肺动脉栓塞。特征与风险因素有以下几点。①严重血流动力学影响：明显低血压（平均动脉压 < 65mmHg）或休克，可能有右心衰竭表现。②急性呼吸衰竭：突发呼吸急促或低氧血症，可能需机械通气支持。高危肺动脉栓塞预后较差，但及时识别和治疗可显著改善生存率，针对这类高危患者，积极治疗策略是提高存活率的关键。本文报道1例肺癌伴脑转移患者，因高危肺栓塞引起的血流动力学恶化，成功应用VA-ECMO治疗，预后良好。

二、病史资料

【基本信息】患者女，68岁，身高160cm，体重67kg，农民，2022年2月23日入院。

【主诉】腰部不适8月余，考虑肺癌多发转移。

【病史简介】患者8月余前感觉腰部不适，但因6年前有车祸史，患者以为是车祸后遗症引起，未予重视，一直在骨科就诊，未明显好转。今为进一步诊治，门诊拟可疑肺癌收治入院。

【既往史】体健。否认高血压、糖尿病、心脑血管意外等病史，否认手术史、外伤史，否认输血史。

【个人史】无烟酒嗜好。

【婚育史】已婚，育有1子，已绝经。

第四章 ECMO 临床病例解析

【家族史】无特殊。

【体格检查】意识清醒，体温36.7℃，脉搏81次/分，呼吸频率18次/分，血压122/66mmHg。颈软，无抵抗，气管居中，甲状腺未触及增大，颈静脉无怒张，腹壁紧张度柔软，无压痛反跳痛，包块未及。肝脾肋下未触及，胆囊未触及，墨菲征阴性。肾区无叩击痛，肠鸣音4次/分，移动性浊音阴性。双下肢无水肿，病理呈阴性。

【初步检查结果】血化验：血红蛋白测定107g/L，D-二聚体541ng/ml。粪便常规（+），隐血（++）。尿常规、肝肾功能、血脂、电解质、血糖、甲状腺功能、风湿免疫检查、血清肌钙蛋白Ⅰ正常。心电图提示：①窦性心律。②非特异性室内传导阻滞（图4-10）。淋巴结穿刺病理：右颈部淋巴结，转移癌，结合临床，形态及免疫组化符合肺腺癌转移，建议查肺部肿块进一步明确。免疫组化：CK（+），TTF-1（+），P40（-），CK7（+）。全身扫描：①右肺下叶肺癌，局部跨越斜裂胸膜；右肺门、纵隔及右锁骨上多发淋巴结转移；双肺多发转移瘤。②左肾上腺转移瘤。③颅内多发转移瘤。④全身多发骨转移，其中胸11至腰2椎体及附件骨转移为著、部分累及相应椎管（图4-11）。

【入院诊断】①肺恶性肿瘤；②骨继发恶性肿瘤；③肾上腺恶性肿瘤；④淋巴结继发恶性肿瘤；⑤脑继发恶性肿瘤；⑥高血压病。

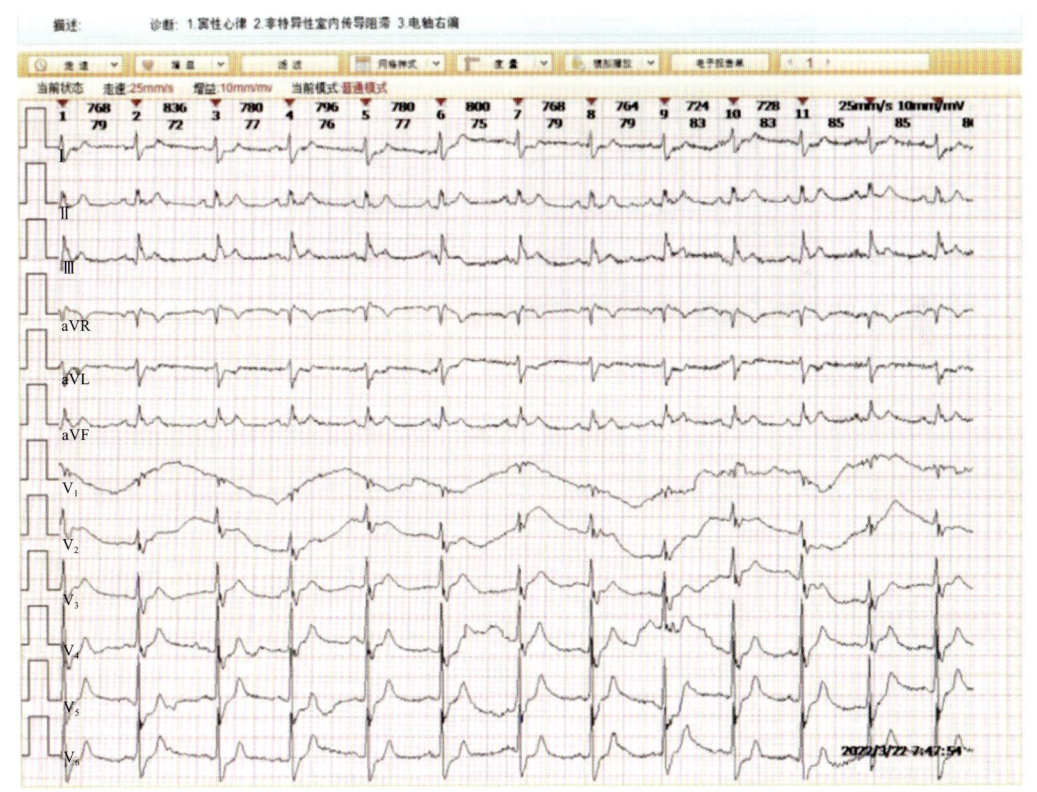

图4-10 心电图提示：①窦性心律；②非特异性室内传导阻滞

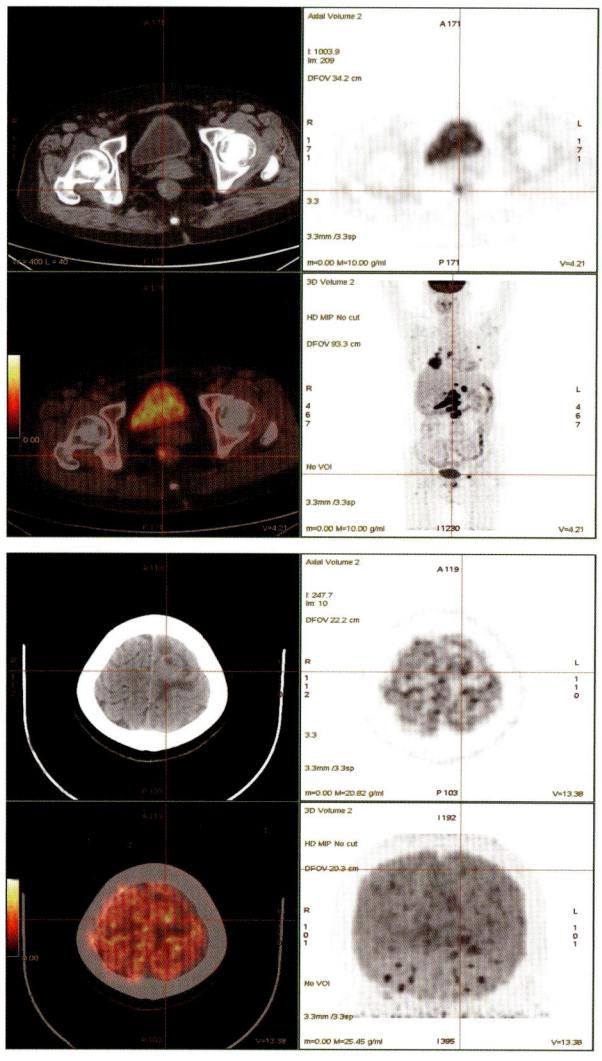

图 4-11 全身扫描结果

三、诊疗经过

入院第 1 天，患者生命体征正常，完善相关实验室检查、排除禁忌后，接受了 1 剂培美曲塞（0.8g）和卡铂（500mg）进行化疗。

入院第 6 天，患者在腰椎处接受了 6 次局部放疗。根据帕多瓦预测评分（Padua prediction score，PPS），被评估为低风险静脉血栓栓塞（venous thromboembolism，VTE），因此未接受 VTE 的预防性抗凝治疗。

入院第 7 天，患者在前往卫生间途中突发心搏骤停，立即进行了心肺复苏（cardiopulmonary resuscitation，CPR）。在接受 10min 高质量的 CPR 后，患者恢复了自主循环，随后对其行气管插管术并转入 ICU。入 ICU 时，患者恢复了意识，但血流动力学仍不稳定，在使用去甲肾上腺素（norepinephrine，NE）剂量为 0.6μg/（kg·min）的情况下，平均动脉压为 62mmHg，动脉血气分析显示乳酸水平高达 8.5mmol/L，氧合指数为 220mmHg。心电图显示窦性心动过速和 SI Q Ⅲ T Ⅲ（Ⅰ导联出现 S 波，Ⅲ导联出现 Q 波且 T 波倒置），$V_1 \sim V_4$ 导联出现负 T 波（图 4-12A）。超声心动图显示右心室扩大和在收缩期呈扁平状的室间隔（"D"形左心室）（图 4-12B）。血液检查显示 D- 二聚体水平高达 37 198ng/ml。根据这些辅助检查，怀疑是由于肺栓塞（pulmonary embolism，PE）导致心搏骤停。随后进行了计算机断层肺动脉造影，结果显示在肺动脉干分叉处有一巨大鞍状血栓，延伸至左、右肺动脉（图 4-12C），提示为肺栓塞（pulmonary embolism，PE）。不幸的是，笔者所在医院的心胸外科和血管外科团队无法提供成熟的取栓术或经皮导管治疗。因此，综合考虑进行静脉溶栓：给予重组组织型纤溶酶原激活剂（rtPA，阿替普酶 50mg）半剂量方案，持续 120min，以应对高出血风险。

入院第 8 天早晨，患者病情恶化，无尿超过 6h，平均动脉压（mean arterial pressure，MAP）降至 51mmHg，NE 输注剂量增加至 0.9μg/（kg·min），乳酸水平逐渐升高至 11.0mmol/L，重症监护病房的 ECMO 团队迅速决定行 VA-ECMO。在超声引导下行经皮插管，使用 21F 引流导管从右股静脉插入右心房，15F 动脉导管插入左股动脉。此外，向左浅股动脉插入 6F 引导鞘，以防止远端肢体缺血。VA-ECMO 泵以 3000r/min 启动，血流量为 3.1L/min。同时，辅以连续性肾替代治疗，透析导管连接至 ECMO 回路。在 VA-ECMO 运行期间，对患者实施了调整剂量的未分级肝素全身抗凝治疗，以防止血栓事件，初始剂量为 5.6U/（kg·h）（患者体重 67kg），无负荷剂量，维持 ACT 范围为 150 ~ 170s，APTT 为 40 ~ 60s，以避免颅内出血（intracranial hemorrhage，ICH）。为了密切监测凝血功能，每 2 小时和每 4 小时分别重复检查 ACT 和 APTT，鉴于 ACT 和 APTT 的目标范围较窄，每次调整未分级肝素的剂量为 0.9 ~ 1.9U/（kg·h）。在开始进行 VA-ECMO 后，患者血流动力学状态迅速稳定，MAP 增加到 80mmHg，同时所需的 NE 输注剂量也逐渐减少，血乳酸水平在 12h 内恢复正常，NE 的使用在 VA-ECMO 开始后的 48h 内停止。

入院第 11 天，也是 VA-ECMO 开始的第 3 天，超声心动图显示，增大的右心室有所减轻，左心室的"D"形状在心动周期中消失（图 4-12D）。因此，患者开始逐渐脱离 VA-ECMO，于 VA-ECMO 启动后的 72h 内成功停止，停止后未出现任何血栓或出血并发症。患者在 ICU 入院的第 6 天脱离了侵入性机械通气，并在 3d 后转入普通病房，神经功能良好。1 周后，肾功能恢复（无须肾脏替代治疗）。

最后，患者在 ICU 转出后 2 周出院。在 ICU 出院后 5 个月的随访中，患者仍然存活，生活质量良好。

四、学习讨论

对于本病例，我们共同学习肺癌伴脑转移患者成功管理因 PE 引起的血流动力学恶化的经验。我们使用了调整剂量的全身抗凝治疗结合 VA-ECMO，结果示该患者在 VA-ECMO 治疗期间没有出现凝血或出血并发症，并且以良好的神经功能出院。这表明了，VA-ECMO 作为一种挽救治疗，对于伴有脑转移的恶性肿瘤患者因 PE 引起的血流动力学崩溃具有有效性。

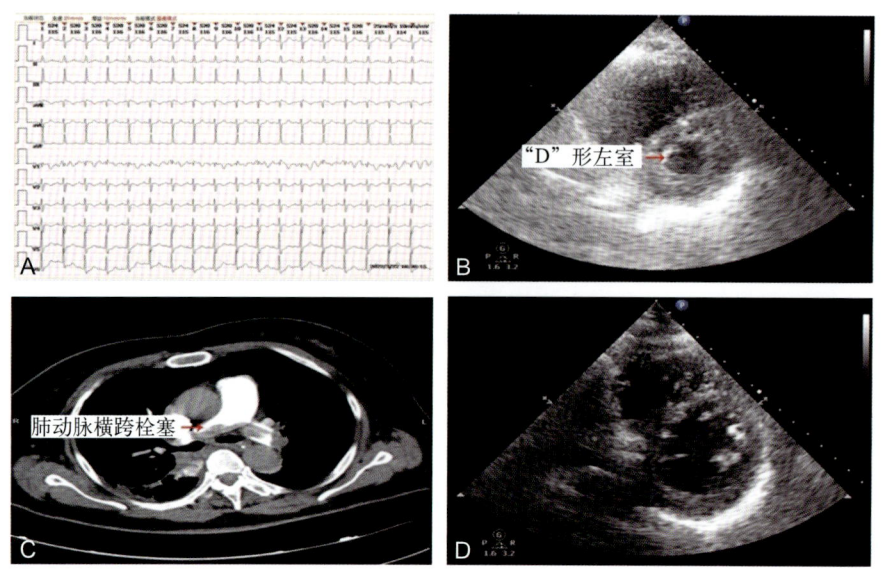

图 4-12　检查报告

A. 心电图显示 SⅠQⅢTⅢ 及 $V_1 \sim V_4$ 导联的负 T 波；B. 超声心动图显示右心室增大及收缩期室间隔变窄；C. 计算机断层扫描肺动脉造影显示横跨肺干分叉的鞍状血栓；D. ECMO 第 3 天的超声心动图

关于在脑转移患者中成功应用 VA-ECMO 挽救由 PE 引起的血流动力学崩溃的病例报告相对稀缺，ECMO 在晚期恶性肿瘤患者，尤其是在脑转移患者中的应用并不常见。根据最新的体外生命支持组织注册报告，肿瘤患者使用 ECMO 的比例约为所有使用 ECMO 患者的 3%，而中枢神经系统肿瘤的 ECMO 使用率仅占所有肿瘤 ECMO 使用率的 1.3%。

在晚期恶性肿瘤伴脑转移的患者中，ECMO 的极低使用率可能归因于以下潜在原因：首先，接受 ECMO 的晚期恶性肿瘤患者的长期预后可能不理想；其次，ECMO 相关的出血并发症频繁且有时致命。因此，当恶性肿瘤患者出现呼吸衰竭或循环休克时，其亲属或负责的医师可能会考虑到高昂的费用和不确定的预后而放弃 ECMO 治疗，成本效益一直是亲属或医师在建立 ECMO 回路前必须考虑的重要因素。

几项研究表明，VA-ECMO 对于心源性休克、心搏骤停或心脏毒性中毒是一种具有成本效益的治疗方法。然而，目前尚无研究调查 VA-ECMO 在特殊亚群体（即恶性肿瘤）中的成本效益。尽管如此，在严格遵循适应证和禁忌证，同时尊重亲属的救治意愿的前提下，VA-ECMO 仍然是治疗恶性肿瘤患者由肺栓塞引起的难治性休克的一种具有成本效益的治疗方法。根据笔者医院 ECMO 中心的经验，只要患者的基本营养状态良好且未进展至恶病质，笔者医院依然愿意与亲属讨论应用 ECMO 治疗恶性肿瘤患者急性血流动力学不稳定的可能性。尽管存在上述不利因素，但 VA-ECMO 在治疗大规模肺栓塞引起的循环不稳定方面似乎表现出预期的生存获益。最近一项大规模回顾性研究表明，与单独溶栓相比，VA-ECMO 单独治疗或作为常规再灌注治疗的一部分为肺栓塞恶化至心搏骤停的患者提供了生存获益。

关于恶性肿瘤伴脑转移患者急性肺栓塞的再灌注治疗，由于出血风险高，临床上外

第四章　ECMO 临床病例解析

科肺动脉栓塞取出术（surgical pulmonary embolectomy，SPE）或经皮导管治疗优于溶栓。然而，本病例之所以接受半剂量的 rtPA（50mg 阿替普酶，2h 内）作为再灌注治疗，是因为笔者所在医院无法提供成熟的栓塞取出术或经皮导管治疗。一项多中心随机对照试验确认了半剂量 rtPA 方案的疗效和安全性，该试验表明，与常规剂量（100mg）相比，半剂量 rtPA 方案在急性肺栓塞患者中表现出相似的疗效，且可能具有更好的安全性（出血较少）。最后，本病例成功接受 VA-ECMO 治疗 PE 引起的血流动力学不稳定，出院时生存且神经功能良好，没有任何出血并发症。该病例提供了一个重要的临床启示，即半剂量 rtPA 与 VA-ECMO 联合使用可能是一种值得考虑的挽救治疗，适用于遭受严重 PE 引起的循环休克的晚期恶性肿瘤伴脑转移患者和无法提供栓塞取出术或血栓切除术的医院。然而，大家应当认识到本报告仅包括 1 个病例，存在主要的局限性，因此需在临床实践中谨慎解读。

在 ECMO 治疗过程中，血栓事件和出血并发症是临床医师面临的两个主要矛盾问题。使用未分级肝素进行全身抗凝是最常用的抗凝药，不可避免地会伴随出血风险的增加。最近的一项系统评价和荟萃分析总结了出血并发症在 8%～100% 的患者中发生，神经系统并发症（包括神经出血）在 8%～76% 的患者中发生，因此，必须根据个体化调整未分级肝素的输注剂量。以往的研究证明了在急性呼吸窘迫综合征患者群体中对于 ECMO 治疗使用低剂量抗凝策略的安全性，包括 APTT 为 40～60s。对该患者我们调整了未分级肝素的剂量，以维持目标 ACT 范围为 150～170s，APTT 为 40～60s，以避免因脑转移而导致的颅内出血，最终，患者在 VA-ECMO 治疗期间并没有出现凝血或出血等并发症。

五、经验总结

VA-ECMO 可能是一种有效的"桥接"治疗，能够在常规再灌注治疗期间恢复循环，适用于 PE 引起的血流动力学崩溃。鉴于该人群的高出血风险，我们建议采用个体化的抗凝方案。

（潘建能　毛鑫亮）

病例 4：心外术后的 VA-ECMO 支持

一、导读

机械循环支持（mechanical circulatory support，MCS）在现代心血管外科与重症监护领域的重要性与日俱增，如今已被广泛应用于心脏手术后出现顽固性心功能障碍患者。尽管 MCS 技术的发展为此类患者提供了更大的生存希望，但对于 ECMO 置入的时机，临床上仍难以达成统一共识。一些研究表明，在难治性心源性休克的早期阶段迅速建立 ECMO 能够显著改善循环功能，减少多器官功能损害，从而获得更好的临床结果。然而，鉴于 VA-ECMO 的高侵入性及较高的医疗资源消耗，过早启动 ECMO（特别是对可经常规治疗恢复心功能的潜在患者）不仅会增加并发症风险，还会导致医疗资源的过度占用。由此可见，在临床实践中如何平衡早期干预带来的收益与不必要的治疗风险及资源浪费，仍是未来需要不断探讨的重要课题。

本例升主动脉瘤患者，术后出现难治性心源性休克，通过早期应用 VA-ECMO 成功救治，最终预后良好。

二、病史资料

【基本信息】患者男，69 岁，身高 172cm，体重 76kg，无业人员，于 2024 年 6 月 6 日入院。

【主诉】检查发现升主动脉瘤 10d。

【现病史】患者 10d 前在外院就诊，查胸部 CT 提示：①升主动脉增宽、主动脉根部散在斑片状致密影，心影增大。②两肺肺气肿，两肺慢性感染灶。③右侧第 3 肋骨局部小结节灶，考虑良性病变。患者当时稍有咳嗽咳痰，无畏寒发热，无恶心呕吐，无胸闷气促，无胸痛心悸等其他特殊不适。今为求进一步诊治来笔者所在医院就诊，门诊拟"升主动脉瘤"收住入院。

自发病以来，患者神志清楚，精神可，饮食可，睡眠可，大小便正常，近期体重未见明显增减。

【既往史】既往体健，否认高血压、心脏病、糖尿病、脑卒中、肺及支气管病、肝病、肾病及其他心脑血管、内分泌系统等重要脏器重要疾病史，否认肝炎、结核史、疟疾等传染病史，否认手术史、外伤史，否认输血史，否认食物、药物过敏史。

【个人史】戒烟 10 余年，饮酒 30 余年，现每天喝白酒 100g。

【婚育史】未婚未育。

【家族史】无特殊。

【体格检查】全身浅表淋巴结未触及增大。双肺叩诊清音，双肺呼吸音清，未闻及干、湿啰音。心律齐，未闻及心脏杂音及额外心音，未闻及心包摩擦音。腹软，未见胃肠型及蠕动波，未见腹壁静脉曲张，全腹无压痛及反跳痛，肝脾肋下未触及，肠鸣音 4 次/分。双下肢无水肿。病理征未引出。

【初步检查结果】入院时血小板计数 88×10^9/L，血清总胆红素 46.6μmol/L，血清直接胆红素 24.4μmol/L，脑利尿钠肽定量测定 1.67ng/L。粪常规、尿常规、肾功能、血脂、电解质、血糖、甲状腺功能、超敏 C 反应蛋白、血清肌钙蛋白 I 均正常。常规心电图检查：①窦性心律；②完全性右束支传导阻滞；③ ST 段改变（图 4-13）。胸部 CT：①升主动脉增宽、主动脉根部散在斑片状致密影，心影增大，请结合病史，建议 CTA 检查；②两肺肺气肿，两肺慢性感染灶；③右侧第 3 肋骨局部小结节灶，考虑良性病变（图 4-14）。冠状动脉 CT 成像：冠状动脉左主干混合斑块伴管腔轻度狭窄。附见：升主动脉瘤样扩张，升主动脉最宽约 69mm（图 4-15A），主动脉瓣膜多发钙化（图 4-15B）。超声心动图：主动脉瓣二叶畸形，主动脉瓣重度狭窄伴轻度关闭不全，升主动脉瘤样扩张。

【入院诊断】①升主动脉瘤；②主动脉瓣狭窄。

第四章　ECMO 临床病例解析

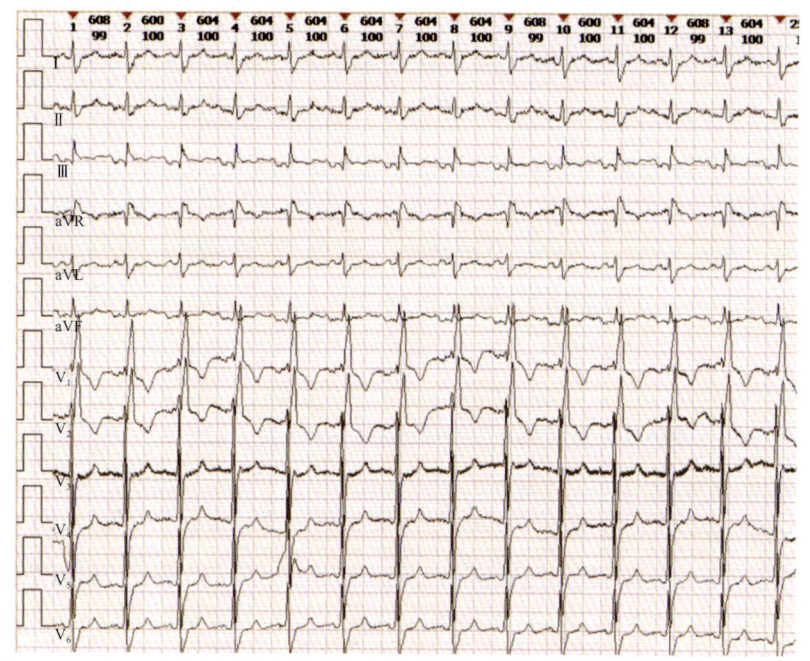

图 4-13　入院时心电图提示：①窦性心律；②完全性右束支传导阻滞；③ ST 段改变

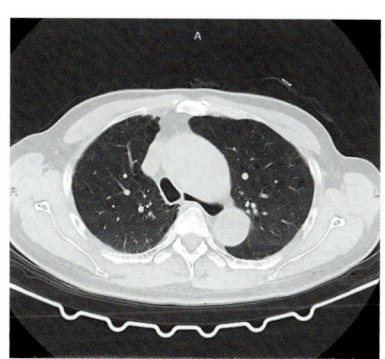

图 4-14　患者外院胸部 CT

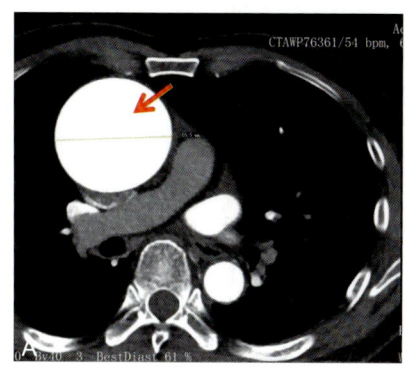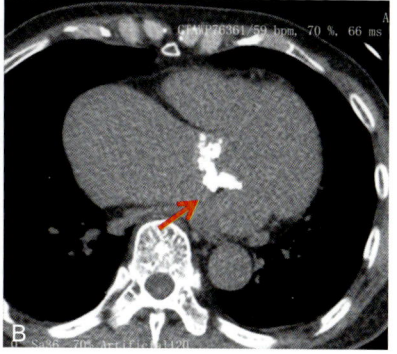

图 4-15　冠状动脉 CT 成像

A. 升主动脉瘤样扩张升主动脉最宽约 69mm；B. 主动脉瓣膜多发钙化

三、诊疗经过

入院后完善相关术前检查，Ⅱ级护理，普食。排除禁忌证后于2024年6月11日行"体外循环辅助下主动脉瓣机械瓣膜置换+升主动脉人工血管置换+临时起搏术"，术后转重症医学科监护治疗。

入院第1天，完善术后相关检查，特级护理，告病危，重症监护，心电监护，测血压、脉搏、氧饱和度，记24h出入量，留置导尿，机械通气；给予护胃、强心，头孢呋辛钠（每次1.5g，每12小时1次）微泵维持抗感染，以及维持水、电解质平衡等对症支持治疗。入院后常规床旁X线胸片检查提示左侧气胸，给予左侧胸腔闭式引流接负压吸引。

入院第2天，患者处于镇静镇痛、气管插管、机械通气状态。评估：①里士满躁动-镇静量表（Richmond agitation-sedation scale，RASS）3分；②重症监护疼痛观察工具（critical-care pain observation Tool，CPOT）0分；③呼吸机参数，呼吸频率18次/分、吸气的时候，气道峰压（peak airway pressure，Ppeak）13cmH$_2$O，FiO$_2$ 70%，PEEP 3cmH$_2$O；④体温37.6℃，脉搏88次/分，血压112/64mmHg[去甲肾上腺素注射液0.05μg/（kg·min）、肾上腺素注射液0.04μg/（kg·min）、多巴酚丁胺注射液4.39μg/（kg·min）维持下]，左肺呼吸音略低，起搏心律；⑤24h总出入量，尿量1150ml，24h心包引流管引流量120ml，纵隔引流管引流量125ml，引流通畅，引出少许淡血性液体；⑥动脉血气分析，血液pH 7.48，PaCO$_2$ 40mmHg，PaO$_2$ 123mmHg，血浆乳酸（lactate，Lac）8.4mmol/L，氧合指数153mmHg。

早晨，患者临时起搏器偶有难以起搏情况，心内科调整起搏导线后效果仍不佳，床旁超声心动图提示，主动脉瓣位机械瓣置换术+升主动脉人工血管置换术后，心肌水肿明显（室间隔15mm），左心室射血分数（left ventricular ejection fraction，LVEF）30%，左心室流出道速度时间积分（left ventricular outflow tract velocity-time integral，LVOT VTI）8.7cm，提示低心排，伴心电不稳定，具备VA-ECMO指征。征得家属同意后给予VA-ECMO治疗，其中左股静脉引流管21F，置管深度39cm，左股动脉灌注管15F，置管深度20cm，ECMO初始转速2820r/min，流量1.99L/min，氧浓度100%，气流量2L/min。

入院第5天，患者心电转稳，停临时起搏器，复查心电图提示：①窦性心律；②完全性右束支传导阻滞（图4-16）。床旁超声提示：主动脉瓣位机械瓣置换术+升主动脉人工血管置换术后，室间隔增厚12mm，LVEF 44%，LOVT 13cm。继续呼吸机辅助呼吸，VA-ECMO支持，密切关注患者病情变化。

入院第6天，患者呼吸机辅助呼吸，VA-ECMO支持，镇痛镇静中，呼吸机压力控制通气（pressure control ventilation，PCV）模式，呼吸机参数：呼吸频率10次/分，Ppeak 15cmH$_2$O，FiO$_2$ 45%，PEEP 5cmH$_2$O。患者近期心电稳定，循环稳定（目前未用血管活性药物维持），心功能较前好转，心肌水肿较前消退，内环境稳定。基于上述情况，下调VA-ECMO流量至1L/min，观察2h后，患者循环及心电监测依然平稳，遂于床旁撤除VA-ECMO。

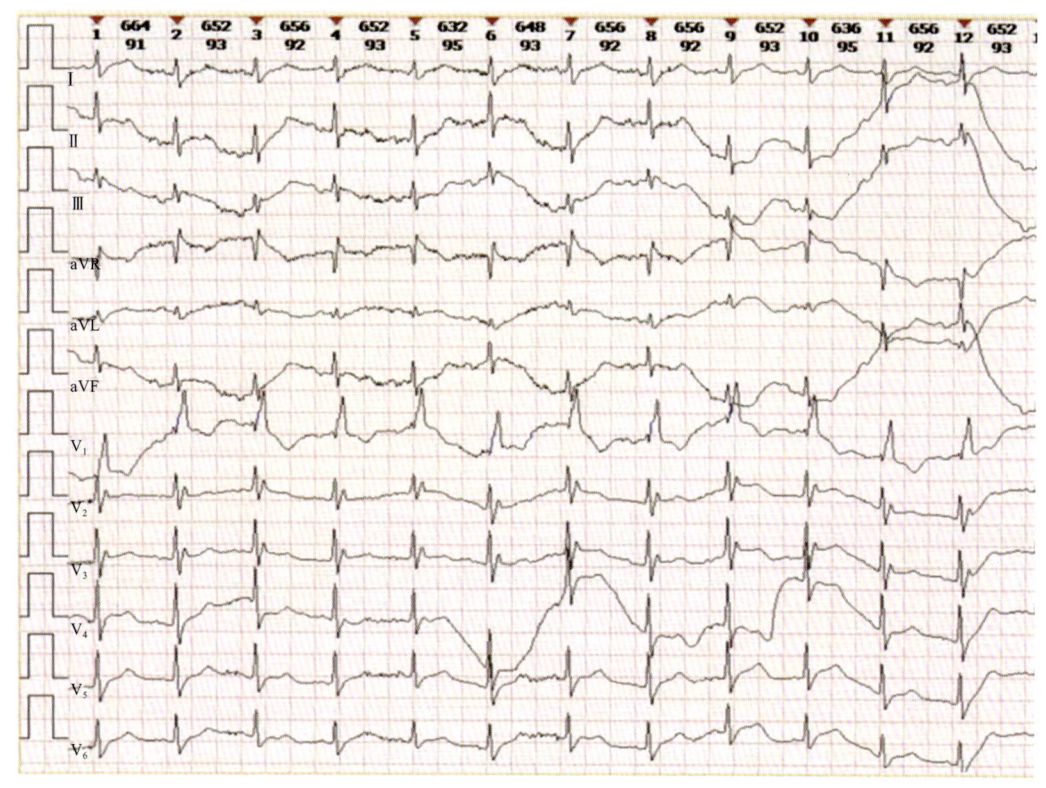

图 4-16　复查心电图提示：①窦性心律；②完全性右束支传导阻滞

入院第 7 天，患者呼吸机压力支持（pressure support，PS）模式，呼吸机参数：呼吸频率 10 次 / 分，Ppeak 10cmH$_2$O，FiO$_2$ 35%，PEEP 5cmH$_2$O。体温 37.2℃，脉搏 98 次 / 分，律齐，血压 146/57mmHg（无血管活性药物维持），左肺呼吸音略低。动脉血气分析：pH 7.35，PaCO$_2$ 40mmHg，PaO$_2$ 125mmHg，Lac 1mmol/L，氧合指数 357mmHg。患者于昨日撤除 ECMO 后心电及循环稳定，目前患者呼吸机条件低，遵医嘱停镇痛镇静后，呛咳反应可，成功通过自主呼吸试验（spontaneous breathing trial，SBT），给予拔除气管插管，改鼻导管吸氧。

患者住院时长总计 20d：入院第 5 天行心外科手术，第 6 天行 VA-ECMO 支持治疗，第 12 天撤除 ECMO，第 20 天治愈出院。

四、学习讨论

心脏术后体外膜肺氧合（postcardiotomy extracorporeal membrane oxygenation，PC-ECMO）作为关键的生命支持技术，其应用指征主要涵盖心脏术后难治性心源性休克 [心脏指数 < 1.5L/（min·m^2），持续 > 6h] 与急性呼吸衰竭（氧合指数 < 80mmHg）两类危重状态。流行病学数据显示，PC-ECMO 在成人心脏手术中的启用率为 2.1%～3.8%，而在复杂先天性心脏病患儿中可达 8.3%。

住院期间死亡率呈现显著的群体异质性。①儿科领域：单中心队列研究显示，新生儿

（＜30d）死亡率达42.3%，显著高于1岁以上患儿的28.1%，其中Norwood术[1]后患儿的院内死亡率高达58.7%；②成人群体：急诊手术后的ECMO支持死亡率为68.3%，较择期手术的54.7%升高了23%。值得注意的是，合并ARDS患者死亡率达74.6%，显著高于单纯心源性休克组的59.2%。

生存曲线分析显示，成人5年生存率在单纯冠状动脉旁路移植术（coronary artery bypass grafting，CABG）患者中为34.5%，而同期接受瓣膜置换+冠状动脉旁路移植术的复合手术患者则降至21.8%。儿科患者中，单心室生理患儿术后1年生存率仅19.4%，但Fontan术[2]后神经系统并发症发生率的37.2%显著高于双心室修复组的12.6%。

多因素回归模型揭示，术前肾功能不全（肌酐＞2.0mg/L）使死亡风险增加3.21倍。ECMO前使用机械通气48h以上会将死亡率提升2.67倍。血小板计数＜$100×10^9$/L组因出血导致相关死亡率达31.5%，较正常组升高2.15倍。因为儿童抗凝治疗窗较窄，所以儿科患者颅内出血的发生率（8.3%）是成人（2.1%）的4倍。

对于ECMO持续时间的非线性效应，Kaplan-Meier分析显示，支持7～10d组死亡率最低，为51.2%，而超过14d组因多器官功能衰竭（multiple organ failure，MOF）导致死亡率回升至68.4%。生存患者中，短期（≤7d）与长期（＞7d）支持组的5年生存率无统计学差异，提示出院后生存质量更多取决于基础器官功能。随机对照试验（randomized controlled trial，RCT）证实，ECMO组30d生存率达58.7%，较非手术治疗组（34.2%）提高71%，乳酸清除率［(6.8±2.1) mmol/（L·h）］显著高于对照组［(3.2±1.8) mmol/（L·h）］，且末梢灌注恢复时间缩短43%。

心脏手术后患者出现低心排血量与循环崩溃趋势时（如乳酸快速上升、血管活性药物需求不断增加），及时上机可显著降低心肌做功、减轻缺血再灌注损伤，避免多器官功能不全。该病例在发现患者乳酸值达8.4mmol/L、心肌水肿并心电不稳定后，即可判断患者出现顽固性心功能障碍且已难用单纯药物/机械通气纠正，因此迅速行VA-ECMO插管。

VA-ECMO具备高侵入性和费用昂贵等问题，若早期常规治疗（如强化正性肌力药、主动脉球囊反搏等）能获得较好的心功能恢复，那么过早插管便意味着潜在的风险和资源浪费。然而本例患者在术后第2天已尝试调优起搏器与加强正性肌力药，但心电依然不稳定，"潜在可恢复"希望有限，这才选择ECMO干预。

综合患者在上机前的情况，主要有以下"四大"触发因素，印证了早期启动ECMO的合理性。①血流动力学恶化：血压112/64mmHg虽不算极端低，但已需多种血管活性药维持［去甲肾上腺素0.05μg/（kg·min）+肾上腺素0.04μg/（kg·min）+多巴酚丁胺4.39μg/

---

[1] Norwood术，是一种用于治疗左心发育不良综合征（hypoplastic left heart syndrome, HLHS）及相关单心室畸形的姑息性手术方法。

[2] Fontan术，是一种用于治疗复杂先天性心脏病的姑息性外科手术，主要用于解剖性或功能性单心室（只有一个发育良好的心室）的患者。

（kg·min）]，提示药物进入高剂量联合阶段。心排血量明显降低，通过 LVOT VTI 仅 8.7cm 推算心排血量指数 < 1.8L/（min·m^2），符合难治性休克早期征兆。②组织灌注指标异常：血浆乳酸达 8.4mmol/L，氧合指数仅 153mmHg，提示氧供不足伴肺功能不佳。③心功能评估不良：LVEF 显著下降至 30%，并通过超声发现室间隔水肿增厚至 15mm（术后正常应为 10～12mm），揭示心肌收缩乏力以及存在显著炎性水肿。早期施行 ECMO 能使心肌得到"休息"机会，降低心肌氧耗、高能磷酸酶消耗；有效改善器官灌注，减少肝肾等重要脏器缺血损伤；可以重返窦性心律。在数日后停起搏器和血管活性药物，床旁撤机顺利。

由此可以得到一些临床启示，仅凭关键指标"合格"不能代表一定能提前上机，需要综合考虑耗材、出血风险、团队资源等。然而，一旦触发"危及生命"程度，应迅速转换为 ECMO 支持，"等待"过久对此类术后心功能脆弱患者来说，往往意味着时机的丧失。

因此，在心外术后遭遇顽固性心源性休克的患者中，结合血流动力学、器官灌注、心功能影像学指标进行"动态评估"，及时识别"潜在可逆"与"难以逆转"的分水岭，进而做出是否启动 VA-ECMO 的决策，是目前临床最为稳妥且行之有效的路径。本病例正是通过在关键节点"适度且及时"，成功地保护了脏器、促进心功能恢复，为临床科学使用 VA-ECMO 提供了重要借鉴。

（潘建能　乐元洁）

病例 5：主动脉夹层应用 VA-ECMO

一、导读

急性 A 型主动脉夹层（type A aortic dissection，TAAD）是一种危及生命的急症，传统主要通过开放手术进行治疗，但其创伤大、并发症多、死亡率高。近年来，随着腔内技术的发展，胸主动脉腔内修复术（thoracic endovascular aortic repair，TEVAR）逐渐成为一种开放手术的替代方案。然而，TAAD 的腔内治疗面临诸多挑战，尤其是在覆盖主动脉弓分支时如何确保脑部灌注正常。

VA-ECMO 作为一种先进的循环支持技术，可以为高风险患者提供新的治疗思路。本文适合从事心血管外科、血管外科、重症医学及 ECLS 领域的专业人士阅读。它不仅提供了关于 VA-ECMO 和 TEVAR 的详细信息，还为类似病例的处理提供了参考。通过学习本文，读者可以更好地理解 TAAD 的微创治疗策略及其潜在优势。

二、病例背景

TEVAR 是一种微创手术，相较于传统开放手术方式，创伤较小，恢复更快，围术期并发症更少，死亡率更低。它在预防假腔血栓形成和主动脉夹层扩大方面效果显著，因此被确定为复杂型 B 主动脉夹层（type B aortic dissection，TBAD）的一线治疗方案。相比之下，TAAD 通常在早期采用开胸手术和全弓置换治疗，但其创伤和围术期死亡风险较高，因此这种类型的夹层长期以来被认为不适合 TEVAR 治疗。近年来，对于升主动脉病变的腔内治疗已成为一个有争议且复杂的课题。

三、病史资料

【基本信息】患者男，71 岁。

【主诉】胸痛 1 周。

【病史简介】患者因胸痛症状逐渐加重，于当地医院进行 CT 扫描后发现异常，随后转至笔者所在医院。术前的 CT 血管造影（computed tomography angiography，CTA）显示 A 型主动脉夹层，假腔的明显压迫，导致无名动脉近端闭塞（图 4-17）。术前患者无明显脑缺血症状或临床表现，CTA、CT 灌注成像（computed tomography perfusion imaging，CTPI）和经颅多普勒超声（transcranial doppler，TCD）检查显示脑动脉环完整，侧支循环良好。在充分告知患者开胸手术和介入手术的优缺点后，患者强烈要求进行腔内治疗，拒绝开胸手术。经过血管外科团队和 ECMO 团队的讨论，决定在 VA-ECMO 保护下进行 TEVAR。

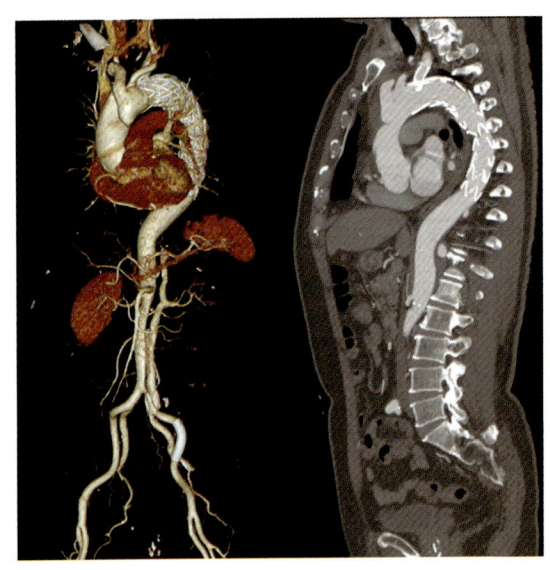

图 4-17　全主动脉造影：A 型主动脉夹层，无名动脉近端闭塞

【既往史】患者 5 年前在笔者所在医院接受了降主动脉夹层的 TEVAR 和左锁骨下动脉开窗支架置入术。有风湿性关节炎病史，长期使用激素治疗。

【个人史】吸烟 20 支 / 天，无长期饮酒史。

【家族史】无特殊。

【体格检查】体温 36.8℃，脉搏 96 次 / 分，呼吸频率 24 次 / 分，血压 139/83mmHg。患者神志清楚，精神欠佳，听诊肺部呼吸音清，未闻及明显干、湿啰音。心界无扩大，律齐，心脏各瓣膜听诊区未闻及杂音。腹平软，无压痛及反跳痛，肝脾肋下未及，双下肢无水肿。存在生理反射，病理反射未引出。

四、ECMO 上机经过

在成功麻醉后,进行常规消毒和铺巾,随后分别在双侧颈部和左肘部切开,显露双侧颈总动脉和左肱动脉,并保留近端和远端橡胶圈备用。全身肝素化(5000U)后,采用 Seldinger 技术[1],通过 8F 血管鞘分别穿刺双侧颈总动脉,右颈总动脉鞘造影显示无名动脉真腔和无名动脉的近端闭塞;通过 6F 血管鞘穿刺左肱动脉,并将猪尾导管插入升主动脉。通过左股动脉鞘插入 4F 标记造影导管至升主动脉,主动脉造影显示主动脉弓外侧的夹层动脉瘤,涉及无名动脉、右颈总动脉和右锁骨下动脉(图 4-18)。通过右股动脉将 GORE® TGU454520 覆膜[2]支架插入胸主动脉,并在透视下向上推送,使支架的近端标记位于升主动脉,距离冠状动脉开口约 2cm 处,然后释放以完全覆盖病变段。通过左颈动脉血管鞘的肝素针,在 V-18 导丝引导下成功穿刺覆膜支架,导丝插入升主动脉后,用 4mm 球囊扩张。更换超硬导丝后,分别使用 6mm 和 10mm 高压球囊扩张。更换为 11F 鞘后,植入 11mm×50mm GORE VIABAHN 覆膜[2]支架。支架的近端超出胸主动脉主支架约 1cm,并在透视下释放,这样便完成了左颈总动脉的原位开窗支架置入。同样地,通过置入 9mm×50mm GORE VIABAHN 覆膜支架,完成了无名动脉的原位开窗支架置入,造影结果满意。

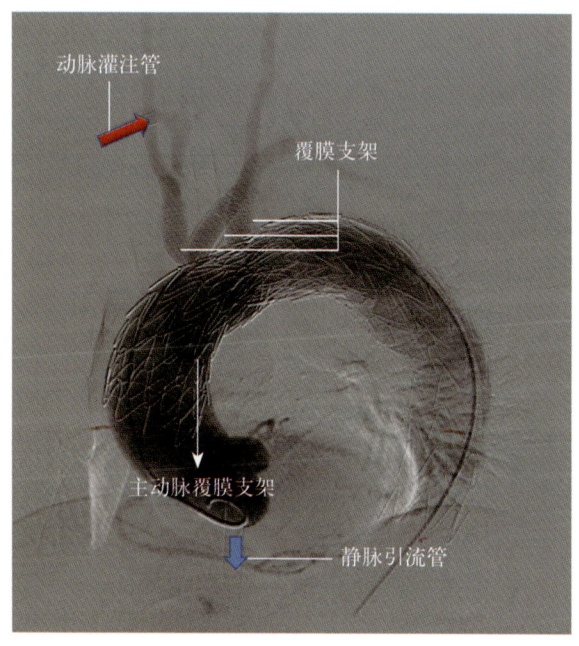

图 4-18 术中主动脉造影:升主动脉动脉瘤,术中 ECMO 腋动脉置管如图所示

---

[1] Seldinger 技术,是一种用于经皮穿刺插入导管的医疗技术,最初由瑞典放射学家 Sven Ivar Seldinger 于 1953 年提出。该技术通过皮肤穿刺进入血管或其他空腔器官,使用导丝引导插入导管,从而实现安全、微创的血管或腔道介入操作。

[2] GORE® TGU454520 和 GORE VIABAHN,都是用于血管内介入治疗的覆膜支架产品。由膨体聚四氟乙烯(ePTFE)和镍钛合金(NiTi)材料制成。

在实现双侧颈动脉血流顺畅后，逐渐降低 ECMO 流量，整个过程中确保双侧大脑的氧饱和度＞65%。通过左肱动脉通路插入穿刺针，随后插入 V-18 导丝，导丝插入降主动脉远端。通过球囊逐步扩张穿刺孔后，置入 11mm×50mm GORE VIABAHN 覆膜支架；支架释放至左锁骨下动脉开口远端约 1cm 处。停止 ECMO，再次进行主动脉造影和冠状动脉造影，结果显示覆膜支架位置满意，支架与血管壁贴合紧密，无扭曲或漏端，且支架未阻塞冠状动脉。胸主动脉夹层被覆膜支架完全隔离，造影剂可见于无名动脉、右颈总动脉、右锁骨下动脉、左颈总动脉和左锁骨下动脉。

手术顺利完成，撤除 ECMO 动脉导管，使用嵌入式 ProGlide[1] 血管缝合装置成功关闭左股动脉穿刺伤口。右腋动脉切口用 6-0 Prolene[2] 缝合，右股静脉用预先嵌入的 ProGlide 缝合装置关闭，并用弹性绷带压迫。术后第 2 天，患者在急诊重症监护室（emergency intensive care unit，EICU）醒来，生命体征稳定，四肢肌力良好，随后转至病房。1 周后，患者出院，并随访 6 个月，无明显不适，CT 血管造影显示血管状况良好（图 4-19）。

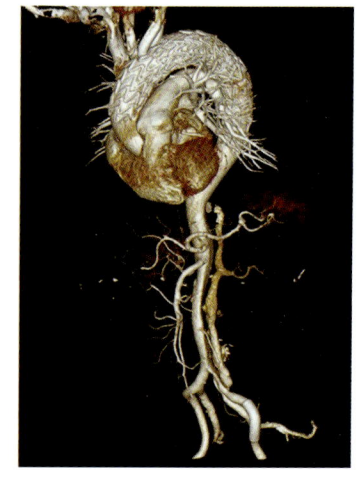

图 4-19　全主动脉增强 CT：血管情况良好

五、讨论与结论

TAAD 是一种由内膜薄弱或撕裂导致假腔形成的急症。血液冲入假腔，导致近端、远端或两端的撕裂扩大，当假腔压迫主动脉时，可能导致冠状动脉、无名动脉及其分支的灌注不足，主动脉瓣关闭不全和主动脉破裂。

开放修复和替换病变主动脉仍然是大多数患者的治疗标准。手术治疗的主要目标是去除内膜撕裂的起源，并将内膜与中层和外膜重新连接，以消除假腔。TEVAR 是胸主动脉疾病的一种额外治疗模式，也可作为高风险或不可手术患者的替代治疗。由于支架移植创伤较小，TEVAR 在老年和身体状况不佳的患者群体中耐受性良好，无须开胸手术、体外循环或深低温停循环。2002 年，Mitchell 等根据胸主动脉各部分与无名动脉和头臂动脉分支的关系，将胸主动脉分为 0～4 的 5 个区域（图 4-20）。在 5 年前对该患者 4 区域行主动脉夹层进行 TEVAR 后的 CTA 随访中发现近端支架夹层，进展为涉及 0 区域的 TAAD，并因假腔的明显压迫导致无名动脉和头臂干动脉近端闭塞。

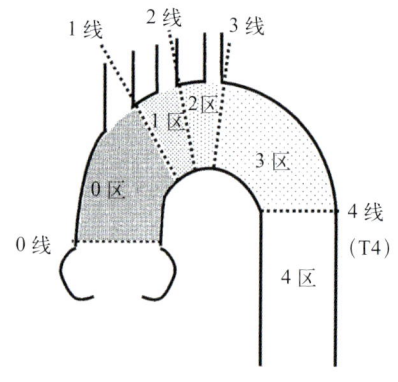

图 4-20　主动脉分区示意图

---

[1] ProGlide，是一种用于血管闭合的医疗器械。
[2] Prolene，是一种不可吸收缝线。

该病治疗难点在于用覆膜支架覆盖夹层破裂的同时要确保大脑的血液供应，尤其是当无名动脉、左颈总动脉和左锁骨下动脉同时被覆盖时，如果三个分支的开窗未及时完成，双侧大脑的血液供应将被完全阻断，低灌注的风险很高。本病例是一个复杂的主动脉夹层病例，在本病例中患者因高龄、肺功能差和基础疾病等原因拒绝开胸手术，但结合CTA检查，脑动脉环完整，TCD显示前后交通动脉的侧支循环满意，颈静脉血流顺畅，这为VA-ECMO保护脑灌注提供了机会，通过右腋动脉灌注支持右脑血液供应，左脑血液供应则通过脑动脉环暂时由右脑提供（图4-19）。

VA-ECMO是一种成熟且常用于为难治性心源性休克和心搏骤停的危重患者提供循环支持的技术。然而，由于主动脉的逆向灌注，VA-ECMO在主动脉夹层领域一直被认为相对禁忌。作为TEVAR的桥接支持，ECMO消除了禁忌证，并为大脑提供了更好的血液供应。

我们采用的插管策略是选择股静脉引流和右腋动脉灌注，与股动脉灌注相比，这种方法可以为大脑提供更好、更准确的流量支持，并且可以防止股动脉灌注血流被胸主动脉覆膜支架系统阻塞。腋动脉穿刺无须正中开胸，也不会导致股动脉穿刺相关的并发症。有相关文献支持肢体可以在没有血流的情况下耐受4~6h。在本病例中，右上肢在ECMO保护下的可耐受手术时间仍不确定，笔者建议限制手术时间或采取其他措施以改善右上肢的血流（如通过放置远端动脉鞘以开放侧支循环）。

笔者认为，单侧脑动脉灌注最重要条件是保证患者脑部大脑动脉环（circle of Willis，Willis环）的完整性和侧支循环功能。在本病例中，术前仔细评估了脑动脉环的侧支循环功能，但仍存在左颈外动脉分布区域低灌注的可能性。目前，尚无良好的方法来评估颈髓的血供，一旦发生高颈髓缺血损伤，手术预后可能会受到严重影响。此外，关于ECMO保护下的具体流量，目前也没有确切数据，团队根据术前双侧颈总动脉的TCD测量的血流速度和血管直径，估算出大脑血流的大致范围，约为静息状态下心排血量的20%。我们相信，未来可以实施术中TCD，监测脑血流与脑氧相结合，以获取进一步的研究数据。

六、总结

本病例展示了在VA-ECMO支持下对急性A型主动脉夹层患者进行TEVAR的成功经验。通过合理选择插管策略和术前对脑动脉环完整性的评估，VA-ECMO为高风险患者提供了有效的脑保护，同时TEVAR能显著降低手术创伤和并发症风险，这种方法为不适合或不愿开胸手术的患者提供了一种可行的替代方案。

（杜力文　潘建能）

病例6：体外心肺复苏的病例

一、导读

体外心肺复苏（conventional cardiopulmonary resuscitation，CCPR）是一种当传统心

肺复苏无法恢复自主循环时采取的高级生命支持手段。它首次问世于1966年，作为终极复苏术，旨在提高心搏骤停患者的生存率。近年来，随着体外生命支持技术的不断发展，ECPR已成为难治性心搏骤停患者的重要抢救措施。

二、病例背景

本病例是一位暴发性心肌炎的23岁女性。患者入院时血流动力学稳定，超声心动图示左心室射血分数（left ventricular ejection fraction，LVEF）正常，但在急诊抢救室治疗期间，患者出现呼吸心搏骤停，专业的医疗团队紧急启动ECPR，快速建立体外循环通路，并启动ECMO设备，以承担起心脏泵血和肺气体交换的功能，为患者的重要器官提供血液和氧气，争取时间让心脏和肺有机会恢复功能。在ECPR的协助及急诊重症监护室（emergency intensive care unit，EICU）重症监护团队的精心治疗和照料下，患者顺利度过了心肌泵衰竭阶段，最终恢复了正常的心肺功能。

该病例表明，ECPR作为一种高级生命支持手段，在心搏骤停患者的救治中具有重要意义，能够为患者争取更多时间来恢复心搏和呼吸，提高生存率。

三、病史资料

【基本信息】患者女，23岁，2024年10月26日入院。

【主诉】胸闷1d余入院。

【病史简介】患者1d前感冒后出现胸闷气促，伴有发热，最高体温39.1℃，无咳嗽咳痰，无胸痛。在当地医院就诊，实验室检查示：肌酸激酶689U/L、乳酸脱氢酶374U/L、肌钙蛋白1.23ng/ml，当地医院考虑"心肌炎"。随后为求进一步治疗转入笔者所在医院急诊科。

【既往史】既往体健。否认糖尿病、高血压、心脑血管意外等病史，否认服用药物史，否认吸烟饮酒史。

【婚育史】未婚未育。

【家族史】无家族遗传史。

【体格检查】体温36.7℃，脉搏113次/分，呼吸频率18次/分，血压114/67mmHg（无血管活性药物），氧饱和度99%。神志清楚。颈静脉无充血，口唇未发绀；双肺呼吸音清，未闻及明显干、湿啰音；心律齐，各瓣膜听诊区未闻及明显杂音；双下肢无水肿。

【辅助检查】实验室检查：肌钙蛋白16.950 2ng/ml，肌酸激酶792U/L，肌酸激酶-MB亚型76U/L，脑钠肽408ng/L。血气分析：pH 7.36，PaO_2 123mmHg，$PaCO_2$ 37mmHg，碱剩余2.8mmol/L，实际碳酸氢根25.5mmol/L，乳酸1.7mmol/L。急诊床旁心彩超：EF（射血分数）53%，左心室短轴缩短率（fractional shortening，FS）28%（图4-21）。心电图检查：窦性心动过速，室性期前收缩，ST-T改变（广泛前壁ST段抬高）（图4-22）。

【初步诊断】①急性暴发性心肌炎；②呼吸心搏骤停。

第四章　ECMO 临床病例解析

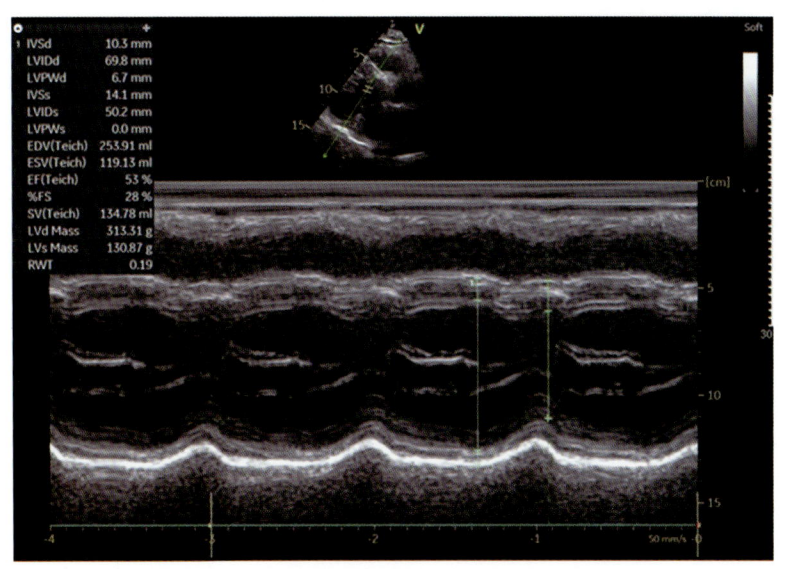

图 4-21　入院时心脏彩超：EF 53%，FS 28%

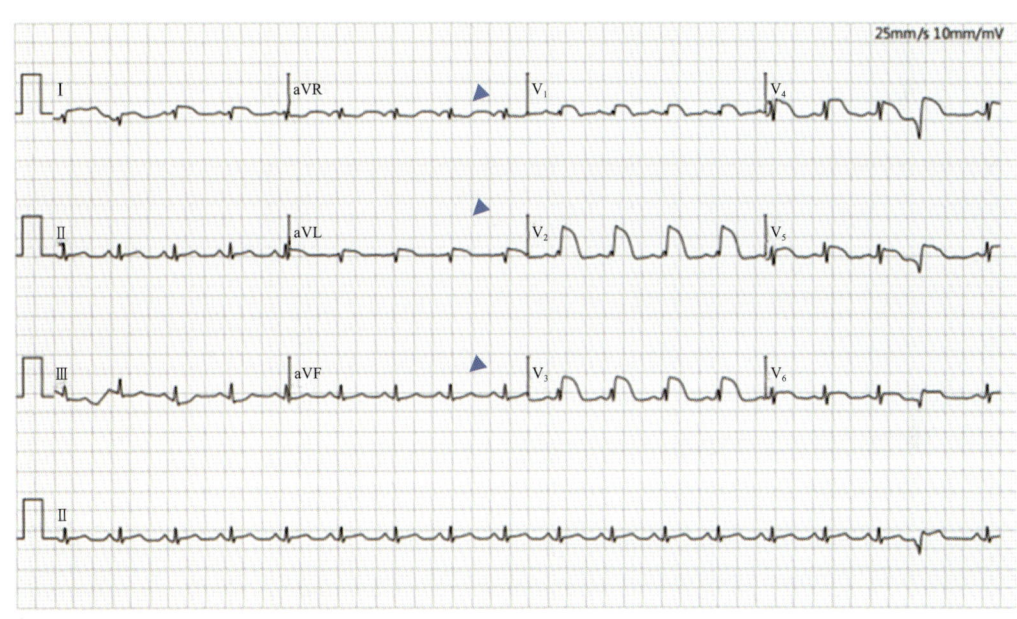

图 4-22　入院心电图：窦性心动过速，室性期前收缩，ST-T 改变（广泛前壁 ST 段抬高）

四、诊疗经过

入院时生命体征平稳，体格检查显示正常。血化验、床旁心彩超及心电图提示心肌受损。

2024.10.26 2：58am，患者出现心搏骤停，心电监护示心室颤动心律，立即给予 CPR、电除颤、气管插管、机械通气，进行了 10min 的心肺复苏，仍未恢复自主循环，于是启动 ECMO（初始参数：转速 3500r/min，流量 3000ml/min）。在 ECMO 的帮助下，应用

67

ECPR，23F 引流管插入右侧股总静脉，因床旁股动脉穿刺失败，血管外科行床旁股动脉切开置管 15F 灌注管插入左侧股总动脉，总心肺复苏时间为 20min，随即前往导管室行冠状动脉造影检查。由于 ECMO 全身肝素抗凝易造成出血并发症，心内膜心肌活检术未能取得家属同意。造影显示冠状动脉无狭窄，排除急性冠脉综合征。冠状动脉造影结束于全身 CT 扫描后，患者入住 EICU。入院后查严重急性呼吸综合征冠状病毒 2（severe acute respiratory syndrome coronavirus 2，SARS-CoV-2）核糖核酸（ribonucleic acid，RNA）与聚合酶链反应的筛查试验为阳性，其他病毒感染组和自身免疫性疾病抗体检测为阴性。

住院第 2 天，床旁 X 线胸片示：两肺多发渗出性改变，较前明显吸收。超声心动图显示双心室运动欠协调，收缩幅度不佳，EF 43%；实验室检查示：肌钙蛋白回落至 5.62ng/ml，脑钠肽 784ng/L。

住院第 3 天，EF 恢复至 46%，肌钙蛋白 3.30ng/ml，脑钠肽 631ng/L。给予 ECMO 撤机，血管外科行左股动脉内膜剥脱＋股动脉切开取栓＋股深动脉成形术。入院第 5 天拔除气管插管。

患者于第 12 天出院，EF 64%，无明显并发症，未遗留神经系统后遗症。出院时体温正常，没有胸痛或呼吸困难等不适。出院后在门诊接受随访，无临床事件发生。

五、学习讨论

暴发性心肌炎是一个以心肌受累为主要表现的全身性疾病，其表现形式特殊，突出特点为起病急骤，病情进展迅速，演变成严重心力衰竭、恶性心律失常、心源性休克甚至猝死。目前抗病毒联合免疫调节的常规治疗无法降低其死亡率，但是暴发性心肌炎在 ECMO 支持治疗下，存活率明显提高，而且大部分患者经 5～9d ECMO 支持治疗即可撤离，逐渐痊愈，长期随访心功能持续改善，所以对于血流动力学不稳定的暴发性心肌炎患者笔者推荐尽早使用 ECMO 治疗。

然而，如何把握暴发性心肌炎启动 ECMO 的时机仍存在争议，目前没有统一的标准。一般 VA-ECMO 辅助启动时机包括：①暴发性心肌炎患者使用主动脉球囊反搏支持休克仍不能完全纠正，周围灌注仍有不足时加用 ECMO；②暴发性心肌炎心搏骤停患者，尤其是标准心肺复苏超过 10min 没有恢复有效自主循环或短时间恢复自主循环，又反复出现心搏骤停者，或反复发作室性心动过速者。本案例中的患者初始 LVEF 处于正常范围，血气分析的 pH、碱剩余、乳酸等指标均正常，未使用正性肌力药物和血管活性药物，也不存在恶性心律失常，所以该患者在心搏骤停前不存在启动 ECMO 的指征。不幸的是该年轻患者随即出现了呼吸心搏骤停，虽然最后通过 ECPR 挽救了生命，但增加了抢救难度和并发症。通过股动脉床旁切开的方式留置灌注管，一定程度上造成了医源性损伤，患者需要承担更多的出血和形成淋巴瘘的风险，其次长时间的心脏按压容易造成脑缺血缺氧，影响中枢神经系统功能。

ECPR 的概念是在按压当中、心肺复苏期间进行体外生命支持，最主要的作用就是临时替代心肺功能。对于那些进行常规 CPR 不能恢复自主循环的患者，快速防止死亡的一个强效辅助治疗方法是 ECMO。经过多年的研究，ECPR 已经被写进了美国心脏协会（American Heart Association，AHA）的心肺复苏指南里面。

传统 CPR 即使按压质量再好，也仅能替代正常心排血量的 25%～30%，所以长时间的 CPR，患者的神经系统会受损，即使其他器官恢复良好，神经系统也难以恢复。而 ECPR 开始后，即使尚未恢复自主循环，体外循环仍可为全身脏器提供灌注。与传统心肺复苏相比，ECPR 能够提高冠状动脉的灌注压、自主循环率，以及除颤成功率，并且能够改善血流动力学状态，如颈动脉血流量，减少心肌梗死面积，为机体提供充足的器官灌注，减少缺血缺氧性脑病的风险。

心脏停搏（cardiac arrest，CA）的治疗非常复杂，涉及多个学科的技术交叉，比如 VA-ECMO、目标温度管理（target temperature management，TTM）、经皮冠状动脉介入治疗（percutaneous coronary intervention，PCI）等复杂技术。由于 ECPR 能够提供稳定的全身灌注，即使发生持续性心室颤动，使用 ECPR 的患者也能进行 PCI。VA-ECMO 的热交换器也能够应用于 TTM，减少再灌注损伤，并减轻继发性脑损伤。与常温下进行 ECPR 相比（15.4%），低温组的神经功能预后较好，患者的出院存活率更高（42.9%），因此从 CA 患者开始进行 ECPR 到温度达标的时间越短，患者的神经功能预后越好。CHEER 试验[1] 纳入了 26 例 30min 内未能恢复自主循环的院内心搏骤停（in-hospital cardiac arrest，IHCA）及院外心搏骤停（out-of-hospital cardiac arrest，OHCA）患者，对比使用机械心肺复苏、TTM、VA-ECMO，以及对可疑冠状动脉闭塞的患者进行冠状动脉介入等技术，其中 14 例患者出院时神经功能完全恢复，这项研究表明 CA 后使用包括 VA-ECMO 在内的集束化治疗可能有效改善患者预后。

ECPR 在实际操作层面涉及多个专业领域，特别是对于已经发生难治性 CA 患者而言，其机体已经出现了多系统功能的严重紊乱，由单一专业团队处理很有可能会出现抢救效率下降的窘境，因此，多学科团队协作（multi-disciplinary team，MDT）的组建与协调就显得尤为重要。超声能够在 CA 情况下快速识别动/静脉，为动/静脉导管的置入提供了精确、可靠的参考，并且在超声引导下置管能够显著减少血管并发症。ECPR 后即刻在超声引导下进行股动脉插管，连接远端灌注管置入股浅动脉，可以减少肢体急性缺血损伤的发生率。

容量优化管理在 ECPR 运行期间也至关重要。一旦启动 VA-ECMO，就应当立即启动容量优化策略，通过使用肾脏替代治疗（renal replacement therapy，RRT）可以获得最佳的液体状态，VA-ECMO 联合连续性肾替代治疗是 CA 患者的重要治疗手段。VA-ECMO 支持的患者若需要 RRT，可直接将透析过滤器连至 VA-ECMO 回路中，能够为 CA 患者提供高效的床旁支持治疗。在促进呼吸、循环系统恢复的同时，清除机体内毒素与多余水分，达到减轻心肺负担，促进各脏器功能恢复的目的，但也会增加感染、血栓形成和出血等并发症的风险。

---

[1] CHEER 试验，又称老年出院患者 CHEER 健康管理模式的应用效果研究。

撤除 VA-ECMO 的决策需要一系列考量，包括考虑到患者临床症状、生命体征、血流动力学和影像学是否好转，同时也需要尽可能解决 CA 的潜在病因。由于难治性室性心动过速（ventricular tachycardia，VT）和心室颤动（ventricular fibrillation，VF）中严重冠状动脉疾病是大多数患者 CA 的病因，因此，心脏功能恢复通常是 VA-ECMO 拔管的核心标准。

六、经验总结

ECPR 技术迅速发展，适应证越来越广泛，在使用时，要严格排除禁忌证后，对有适应证的患者尽早启动 ECPR，使用过程中严密观察是否出现并发症，准确评估脱机标准，把握撤机时机。ECPR 技术对医护人员的操作水平及团队合作提出了新的要求，相信随着技术的逐步成熟，ECPR 技术发展的瓶颈会被逐渐突破，越来越多的 CA 患者可从中获益。

（乐元洁　张理光）

第二节　并发症处理

病例 1：ECMO 治疗期间的感染问题

一、导读

急性心肌梗死（acute myocardial infarction，AMI）是由于冠状动脉粥样硬化性心脏病引起冠状动脉闭塞或痉挛，心肌细胞因缺血、缺氧而发生坏死。临床上多伴有血清心肌酶活性增高及进行性心电图变化，可并发心律失常、休克或心力衰竭，乃至危及生命。心源性休克是急性心肌梗死的主要死亡原因之一，ECMO 通过提供机械循环支持，可以增加患者的血流灌注，维持循环稳定，从而提高患者的存活率。本文介绍了一例因急性心肌梗死而出现呼吸心搏骤停的患者，常规心肺复苏无效，进而行 ECPR 治疗，即 VA-ECMO。在 ECMO 辅助期间，该患者心源性休克逐渐纠正，但发生了导管相关性血液感染。通过综合评估，给予休克复苏和抗感染等对症治疗后，患者病情好转出院。

二、病例背景

由于 ECMO 涉及体外循环和多种侵入性操作，辅助治疗期间感染的风险很高。研究显示 ECMO 辅助治疗期间感染的发生率为 5.7%～64.0%，与 VV-ECMO 相比，VA-ECMO 的血液感染风险增加 25%。而且，随着 ECMO 辅助时间的延长，血液感染的风险也随之增加，如果辅助时间 > 250h 将显著增加血液感染的风险。因此 ECMO 运行过程中，血液感染需要引起高度重视。

三、病史资料

【基本信息】患者男，39岁。

【主诉】胸闷、胸痛2d。

【病史简介】患者2d前洗冷水澡之后出现心悸、胸闷，休息后可缓解，当时未行特殊诊疗。1d前在无明显诱因下再次出现心悸、胸闷、胸痛，并咳出粉红色泡沫痰，于当晚20时出现昏迷，至笔者所在医院急诊就诊。

【既往史】患者既往未行规律体格检查及相关检查，家属代述无基础疾病，无过敏史。

【个人史】无烟酒嗜好。

【家族史】无特殊。

【体格检查】嗜睡，疲软。体温36.7℃，心率131次/分，呼吸频率27次/分，血压71/49mmHg（1mmHg=0.133kPa），指氧饱和度91%（鼻导管吸氧3L/min）。双肺呼吸音粗，均可闻及湿啰音；心律齐，心音低，心脏各瓣膜听诊区未闻及杂音；肠鸣音弱，1次/分，腹软，按压无明显疼痛刺激反应，四肢无明显水肿。

【辅助检查】动脉血气分析：pH 7.115，PaO_2 132mmHg，$PaCO_2$ 40mmHg，氧合指数（PaO_2/FiO_2）132mmHg，血乳酸5.6mmol/L。血常规：白细胞计数25.87×10^9/L，中性粒细胞百分比90.5%，血红蛋白137g/L，血小板计数277×10^9/L。血生化：丙氨酸氨基转移酶（alanine aminotransferase，ALT）89U/L，天冬氨酸氨基转移酶（aspartate aminotransferase，AST）547U/L，总胆红素（total bilirubin，TBil）17.0μmol/L，血肌酐128μmol/L，超敏C反应蛋白305mg/L。降钙素原46.33μg/L。超敏肌钙蛋白（high sensitivity troponin I，hs-TnI）157 086pg/ml。心电图示：急性下壁及广泛前壁心肌梗死（图4-23）。心脏超声：左心室扩大，直径约5.6cm，左心室下壁、前壁运动减弱，左心室收缩减弱，射血分数约35%，二尖瓣轻至中度关闭不全。

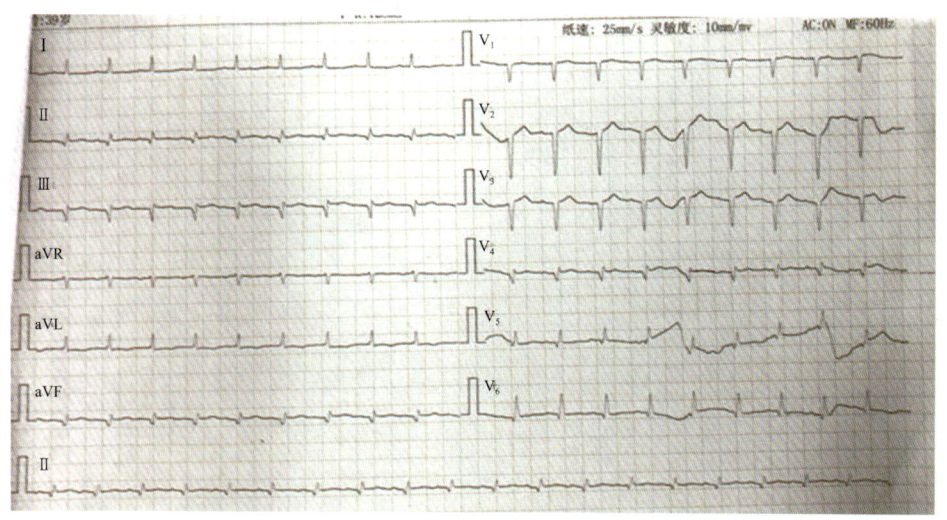

图4-23 急诊心电图检查

【初步诊断】①急性下壁、前壁心肌梗死;② Killip Ⅳ级;③心源性休克、心源性肺水肿;④急性肾损伤。

四、诊疗经过

患者到本院急诊后,立即行急诊经皮冠状动脉介入治疗,术中见左主干、回旋支、前降支、右冠状动脉均严重堵塞,在左主干及前降支置入支架,其他部位因堵塞严重,无法置入支架。术中发生2次心室颤动,术后发生2次心室颤动,反复行心肺复苏及电除颤治疗,后收入心内科心脏重症医学科(cardiac care unit,CCU)继续治疗。

患者在CCU期间心源性休克持续存在,需要较大剂量去甲肾上腺素维持血压,且剂量呈上升趋势,刚入科时去甲肾上腺素使用剂量为0.76μg/(kg·min),15h后剂量上升到1.52μg/(kg·min),同时乳酸上升到8.4mmol/L,并出现器官功能恶化,持续无尿,血肌酐上升至164μmol/L。因存在休克及多器官功能衰竭加重,于入院15h后转至重症监护室(intensive care unit,ICU)进一步治疗。转运途中,患者再次出现呼吸心搏骤停,行心肺复苏治疗。因常规心肺复苏无效,在心脏停搏后45min启动ECPR治疗,即VA-ECMO,设置初始流量为4.2L/min。

在VA-ECMO治疗辅助下,患者恢复自主心率,但血压仍极低,需要去甲肾上腺素2.35μg/(kg·min)和多巴酚丁胺5μg/(kg·min)联合微泵持续使用,血压维持在78/70mmHg左右。期间行床旁心脏超声检查可见二尖瓣的开放及前向血流(图4-24)。经上述治疗后,患者呼吸心脏搏动有所恢复,但神志持续深度昏迷,瞳孔散大,直径6mm,无对光反射。复查hs-TnI上升至209 022pg/ml;床旁超声心脏射血分数下降至10%,且持续无尿,血肌酐上升至200.7μmol/L,ALT上升至4371U/L,AST上升至5752U/L,TBil上升至27.4μmol/L,提示各器官损伤加重。在常规冠心病药物治疗基础上,继续给予VA-ECMO及机械通气治疗,同时联合应用床旁血液净化治疗及主动脉内球囊反搏等治疗。

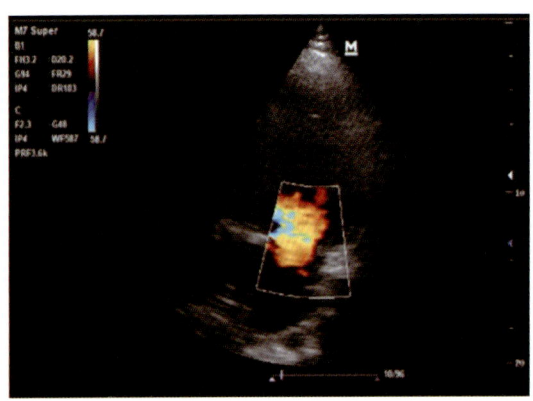

图4-24 VA-ECMO启动后心脏彩超多普勒图像

入院后第14天时,患者意识清楚,体温36.4℃,心率87次/分,呼吸频率14次/分,血压132/97mmHg(无升压药),指氧饱和度100%(机械通气,FiO_2 30%)。超敏肌钙蛋

第四章 ECMO 临床病例解析

白下降至 5434pg/ml，心脏射血分数值上升至 40%，自主尿量恢复至 4500ml/d，ALT 下降至 122U/L，AST 下降至 97U/L，TBil 下降至 15.2μmol/L，提示各器官功能逐渐好转。经过 14d 治疗，患者病情逐步好转。

在入院后第 12、14 天，患者出现了感染的迹象（表 4-1），动态观察白细胞计数（图 4-25）及降钙素原（图 4-26）的变化，发现在入院后第 14 天出现高峰。根据患者病情，感染部位首先考虑导管相关性血液感染，故反复留取血培养明确病原菌。为避免感染加重，综合评估后，结合超声评估心功能测量左心室流出道速度时间积分为 22cm，考虑心功能有一定恢复，决定停用 VA-ECMO，拔除 ECMO 置管以去除感染灶。同时液体复苏，经验性使用万古霉素及亚胺培南 - 西司他丁抗感染治疗。经过一段时间的治疗，患者病情迅速好转。

表 4-1 急性心肌梗死 ECMO 患者第 12 天及第 14 天的感染指标比较

	第 12 天	第 14 天
体温（℃）	36.4	37.9
血压（mmHg）	132/97	110/79
去甲肾上腺素 [μg/（kg·min）]	0	0.22
白细胞计数（×10^9/L）	15.2	40.2
中性粒细胞百分比（%）	84.9	93.1
血小板计数（×10^9/L）	122	87
降钙素原（μg/L）	0.21	13.94
C 反应蛋白（mg/L）	87	196
液体平衡（ml）	−451	＋6500

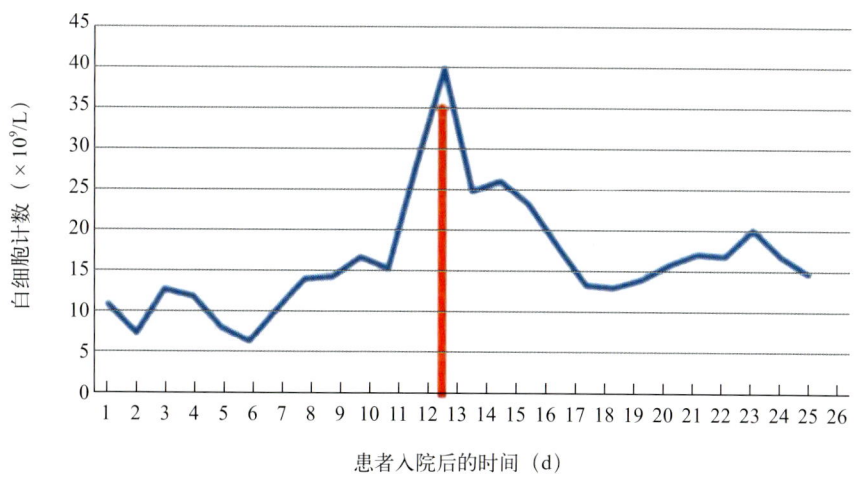

图 4-25 入院后白细胞计数变化趋势

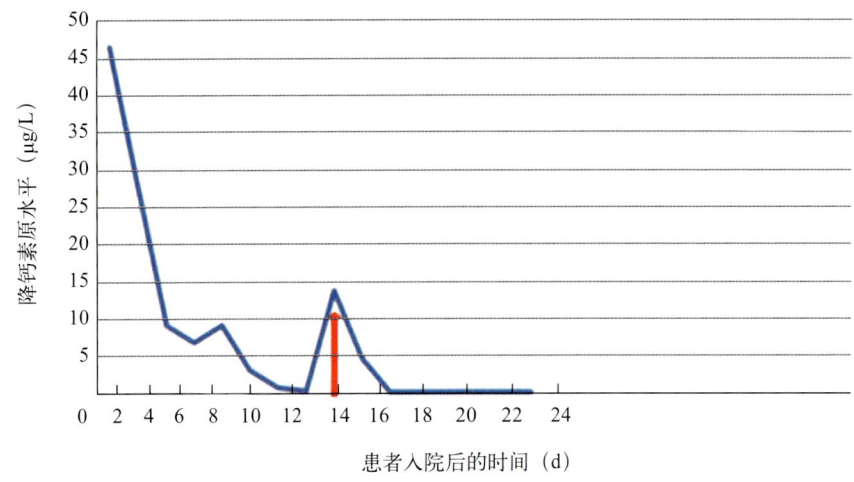

图 4-26 入院后降钙素原变化趋势

经过上述综合治疗后,患者于第 28 天转出 ICU。转出时患者意识清楚,体温 36.7℃,心率 85 次/分,呼吸频率 16 次/分,血压 120/70mmHg(无血管活性药物),指氧饱和度 100%(鼻导管吸氧 3L/min);每日小便出量在 2500～3500ml;乳酸 1.2mmol/L;实验室检查:白细胞计数 $8.4×10^9$/L,血红蛋白 99g/L,血小板计数 $167×10^9$/L;ALT 78U/L,AST 55U/L,TBil 14.6μmol/L,血肌酐 164μmol/L;hs-TnI 312pg/ml。

五、病例讨论

胸外按压是心肺复苏的重要措施之一,但即使是高质量的胸外按压,提供的心排血量也只能达到正常的 25%～40%。而与传统心肺复苏术相比,ECPR 患者的自主心率恢复率可达到 95%,出院生存率及出院患者的良好神经功能恢复率也明显提高。

ECPR 患者采用 VA-ECMO 技术,相较于 VV-ECMO,其血流感染风险率更高。本例患者为顽固性心源性休克,ECMO 辅助治疗时间较长,运转时间长达 14d,这更增加了血流感染的风险。一般认为导致 ECMO 运转期间患者感染的主要原因有以下几点。①患者自身因素:患者病情危重,免疫力低下,且体内留置多种医疗装置,如气管插管、导尿管等;② ECMO 设备相关因素:ECMO 管路连接复杂,有创操作多,膜肺的中空纤维结构为微生物提供了良好的生长环境;③其他操作及环境因素:各种其他有创性操作的增加、长时间镇静镇痛药物的使用等均会增加感染的风险。

然而,ECMO 运转期间判断患者是否存在感染或者感染加重有一定的困难。因为 ECMO 运转期间,血液与 ECMO 管路及膜肺直接接触、激活免疫系统等因素,可能会产生类似全身炎症反应综合征的炎症反应,从而炎症指标升高、血小板减少,甚至器官功能损害。加之血液在体外循环过程中温度的散失及水温箱的调温作用,患者的体温不易出现明显的升高。因此需要密切观察患者的各项指标变化,来判断是否发生感染。如果考虑血液感染,则应当仔细排查是否为 ECMO 导管相关性感染,此时血培养的及时送检很重要。血培养可以明确病原菌及药敏试验结果,指导抗生素的应用选择。如果考虑确实是 ECMO

导管引起的相关性感染，则应在病情允许的情况下，尽早将 ECMO 导管拔除，并使用广谱的抗生素治疗。本例患者血培养结果虽然均为阴性，但拔除导管及抗感染治疗后，病情迅速好转，且其他部位未见明显感染灶，故仍考虑为血源性感染。

除了密切监测各项炎症指标，床旁超声的及时评估也起到了重要的作用。①急性心肌梗死发生的早期，超声不仅可以观察心肌运动的情况及是否存在室壁运动异常，还能评估是否存在心肌梗死及心肌梗死的范围，为早期诊断及评估心肌梗死的严重程度提供依据，同时超声还能发现如乳头肌断裂等心肌梗死导致的严重并发症。②在置入 ECMO 管路时，超声实时引导可以明显提高成功率，降低并发症的发生率。③在 VA-ECMO 运转期间，因为脉搏指示连续心输出量监测（pulse indicator continous cadiac output，PiCCO）等血流动力学监测方法无法有效应用，故超声在评估心功能及循环容量方面的作用更加重要。本例患者的诊疗过程中，通过超声评估心脏二尖瓣的开放情况，精准地给予适度强心治疗，保证了在 VA-ECMO 期间左心存在血流，防止左心内形成血栓；通过超声测量下腔静脉直径等反映循环容量的指标，发现了第 12 天和第 14 天患者循环内容量的减少，从而辅助识别了脓毒性休克的发生；通过超声协助评估心脏功能，确定是否能停止 ECMO 治疗。

随着血液净化技术的迅速发展，其应用范围已不仅仅局限于肝肾疾病，在感染性疾病的治疗中也起到了至关重要的作用。血液净化技术通过清除患者体内的炎症介质、病原体和各种毒素，调节水、电解质酸碱平衡，改善机体免疫功能，从而达到降低感染性疾病病死率的目的。本例患者各器官损伤严重，同时合并感染，床旁血液净化治疗的及时应用为患者病情的恢复争取了时间。

六、经验总结

虽然 ECMO 在心肺复苏中具有重要的作用，但在使用期间对感染的密切监测和及时处理也是治疗的核心环节。因为皮肤屏障的破坏、患者本身病情的危重、免疫力低下、膜肺结构为微生物提供良好的生长环境、各种有创性操作的增加、长时间的导管留置、镇静镇痛药物的使用等这些因素，导致 ECMO 治疗患者一直存在感染高发的现象。本例急性心肌梗死患者在 ECMO 支持下成功恢复自主心率，但也出现了感染的迹象，ECMO 团队及时发现和综合治疗脓毒性休克，使得患者病情好转，最终转出 ICU。

这一案例中 ECMO 应用及感染的成功控制为急性心肌梗死患者 ECMO 的应用提供了一定的临床依据。

（余　愿　史笑笑）

病例 2：肱动脉出血

一、导读

VA-ECMO 作为一种先进的体外生命支持技术，在治疗难治性心源性休克中具有显著优势。在 VA-ECMO 治疗过程中，需通过右上肢桡动脉或肱动脉管路动态监测平均动脉压及血气，从而评估终末器官灌注及供氧情况。由于多种因素的作用，ECMO 治疗容易并发动脉出血。本文报道了 1 例 VA-ECMO 支持治疗的暴发性心肌炎合并难治性心源性休克患者，在撤机后出现肱动脉出血及腋动脉假性动脉瘤，经手术治疗后康复出院。

二、病史资料

【基本信息】患者女，33 岁，体重 47kg，身高 165cm，2024 年 8 月 8 日 15:25 入院。

【主诉】乏力、食欲缺乏伴胸闷心悸 4d。

【病史简介】患者 4d 前受凉后出现乏力、食欲缺乏伴胸闷心悸，感畏寒发热（当时未测体温），无流涕、咳嗽、咳痰、胸痛、腹痛腹泻、黑矇、晕厥等不适。自服"感冒药"后症状未见好转，且上述症状加重。

【既往史】甲状腺功能亢进病史（具体用药不详），1 年余前复查甲状腺功能正常后停药。否认高血压、糖尿病、心脑血管意外等病史。

【个人史】无烟酒嗜好。

【家族史】无特殊。

【体格检查】体温 36.4℃，心率 129 次 / 分，呼吸频率 18 次 / 分，血压 131/99mmHg（1mmHg=0.133kPa），血氧饱和度 92%（鼻导管吸氧 3L/min）。神志清楚。颈软，甲状腺不大；双肺呼吸音清晰，未闻及干、湿啰音；心界无扩大，律齐，心脏各瓣膜听诊区未闻及杂音；腹平软，无压痛及反跳痛，肝脾肋下未触及，双下肢无水肿。生理反射存在，病理反射未引出。

【初步检查结果】白细胞计数 10.8×10^9/L，中性粒细胞百分比 75.6%；天冬氨酸氨基转移酶 320U/L，丙氨酸氨基转移酶 155U/L，肌酐 59.9μmol/L，尿素氮 10.9mmol/L；查肌钙蛋白 I 20.19ng/ml，脑利尿钠肽 1317pg/ml。血气分析示：pH 7.4，动脉二氧化碳分压 21.0mmHg，动脉氧分压 63.0mmHg，碳酸氢根 13.0mmol/L，标准碳酸氢盐 17.3mmol/L，实际碱剩余 -11.8mmol/L，总二氧化碳 13.6mmol/L，葡萄糖 13.20mmol/L，钠 127.0mmol/L，血浆乳酸 7.60mmol/L。凝血功能无特殊异常。

胸部 CT 示双肺未见实质性病变。心电图提示窦性心律，ST 段（$V_1 \sim V_2$）抬高 $0.2 \sim 0.3$mV（图 4-27）。超声心动图提示心功能射血分数 28%，心脏结构未见异常（图 4-28）。冠状动脉造影示，左主干未见明显狭窄，前降支近端轻度斑块浸润，未见明显狭窄，中段似可见心肌桥，收缩期压缩 20%，对角支未见明显病变，回旋支未见明显病变。右冠状动脉未见明显病变（图 4-29）。

【临床诊断】暴发性心肌炎。

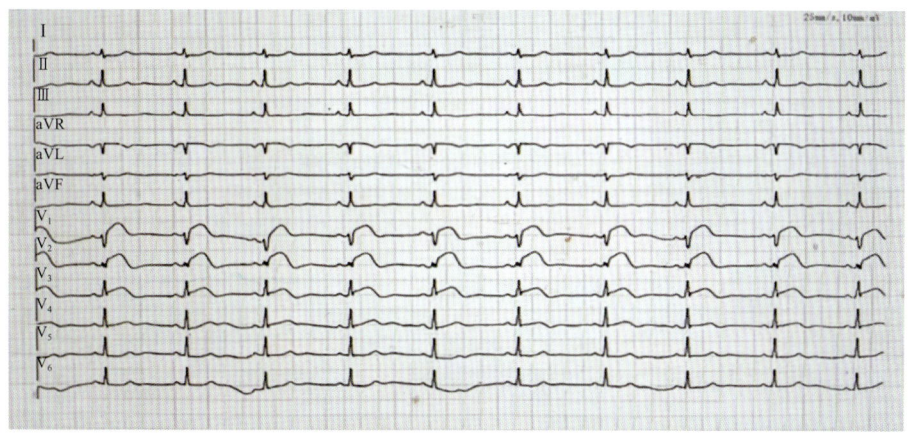

图 4-27　患者入院心电图提示窦性心律，ST 段（$V_1 \sim V_2$）抬高 $0.2 \sim 0.3$ mV

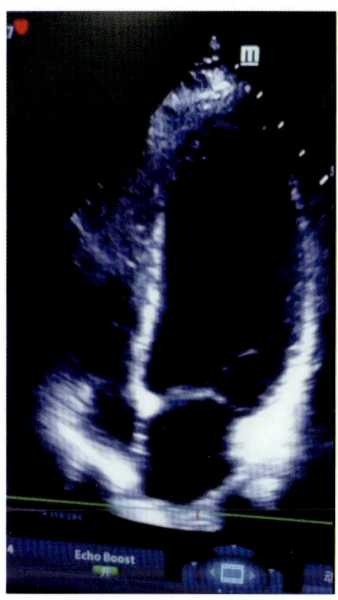

图 4-28　超声心动图：心脏结构未见异常

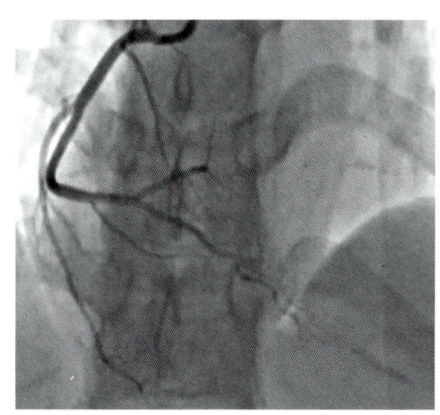
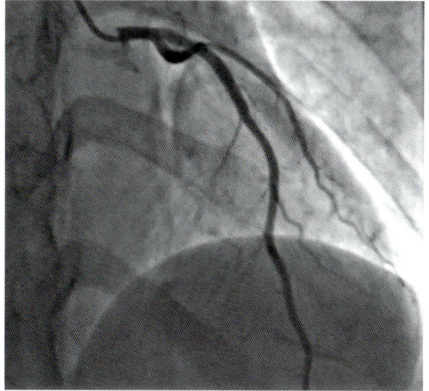

图 4-29　冠状动脉造影未见明显狭窄

三、诊治经过

患者完善急诊冠状动脉造影后于 2024 年 8 月 8 日 16:30 收入急诊重症监护室。19:02 患者出现室性心动过速伴血压下降,给予气管插管、电复律治疗。19:15 患者出现心脏停搏,遂决定紧急行 VA-ECMO 治疗进行复苏。对该患者选取右侧股动脉及左侧股静脉作为 ECMO 置管径路,分别置入 15F 股动脉插管和 21F 股静脉插管,同时选取右侧肱动脉留置动脉导管监测血压及血气,穿刺过程顺利。顺利上机 10min 后患者恢复自主心率。

ECMO 治疗 4d 后成功撤机,气管插管接呼吸机于 10d 后拔除。拔除右侧肱动脉导管第 5 天,患者诉右手拇指和示指麻木感伴活动障碍,右上肢可见大片淤青,右腋下可触及 3cm×5cm 大小质硬肿块,无按压痛。行超声检查提示右上肢腋下假性动脉瘤考虑,距离右肱动脉穿刺口约 15cm(图 4-30)。血管外科行手术治疗,术中沿腋动脉、肱动脉探查,见一直径约 1mm 破口,伴搏动性出血,给予缝合,清除假性动脉瘤时,可见周围神经受压迫,予以周围神经松解,手术顺利完成。术后伤口愈合良好,患者右上肢麻木及运动障碍症状好转,住院 26d 后出院。

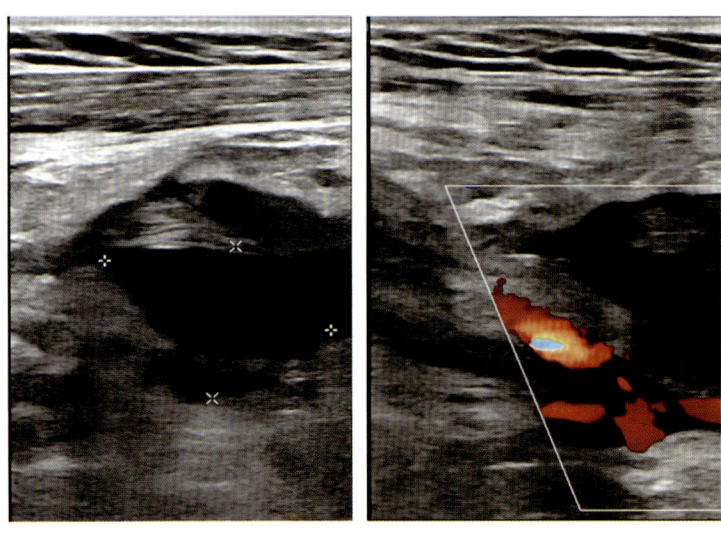

图 4-30 超声检查:患者右侧腋下可见 37mm×25mm 混合回声,内见范围约 30mm×16mm 的无回声,无回声区见红蓝相间的血流信号,与腋动脉 14mm 的瘘口相同,最大流速为 317cm/s

四、学习讨论

心源性休克是一种心脏泵血功能衰竭导致的低心排血量生理状态,这种状态往往伴随着严重的心功能不全和持续的全身及冠状动脉低灌注。对于这类难治性心源性休克患者,使用充分的液体复苏、血管升压药等传统治疗手段,仍会导致终末器官灌注不足,住院死亡率高达 50%~60%。

VA-ECMO 是一种先进的体外生命支持系统,依靠使用离心泵将患者的静脉血从右心房抽出,经过特殊材质的人工心肺旁路进行氧合并排除二氧化碳后,含氧血液通过大动脉返回血液循环,从而维持机体循环灌注与氧供平衡,为患者争取宝贵的时间进行原发病的治疗。一项荟萃分析显示,与未接受 VA-ECMO 的患者相比,接受 VA-ECMO 组的患者 30d 存活率提高了 13%;单独使用 VA-ECMO 组 30d 存活率比单独使用主动脉内气囊泵组提高了 33%。

VA-ECMO 支持期间充足的平均动脉压(mean arterial pressure,MAP)对恢复或维持肝、肾、脑等终末器官灌注至关重要。自身心功能严重受损的患者通常需要最大限度的 ECMO 支持,而 ECMO 支持的级别由 ECMO 提供的流量确定。初始 ECMO 流量应为 50～70ml/(kg·min),平均动脉压 > 60mmHg。接受 VA-ECMO 支持的患者应该使用动脉导管监测脉搏波动(最好放在右侧桡动脉或肱动脉),可以实时反映左心室收缩功能;较高的动脉搏动提示心肌有恢复的可能;相反,动脉搏动波形低平或者无动脉搏动波形表明左心室每搏量减少,提示血液淤滞,增加血栓形成的风险。此外,右上肢动脉导管血气分析可提示脑血流的供氧情况。在 VA-ECMO 患者中,由于自身左心室前向的血流与 ECMO 回路逆行的血流混合,在肺功能受损的情况下,大脑、心脏和上肢接收的血液含氧量较低,如果要监测头臂干供血的区域,那么在面部右侧或右侧上肢置管更有意义;如果要监测冠状动脉和脑是否存在低氧血症时,推荐右桡动脉导管为最佳选择。

假性动脉瘤是经动脉穿刺介入术的常见并发症之一,主要的临床表现包括肢体淤青、肿胀或感觉麻木,常伴有血红蛋白下降的现象。假性动脉瘤并非真正的肿瘤,多由于动脉壁部分破裂被周围软组织包裹形成血肿,逐步液化后吸收成为具有波动性的囊性或囊实性包块。其多与临床大量应用抗凝药物、医师操作手法不佳、患者依从性差、伴有高血压及动脉硬化原发病变等因素相关,常伴随感染、出血及局部压迫的症状。本例患者在拔除右上肢肱动脉导管后诉右手拇指和示指麻木感伴活动障碍,且右上肢可见大片淤青,右腋下可触及 3cm×5cm 质硬肿块,提示患者出现了动脉出血及假性动脉瘤。

ECMO 上机过程涉及复杂的置管操作,特别是动脉穿刺置管,若定位不准确或固定不稳,易导致穿破血管或夹层形成,进而引发动脉出血。据统计,在接受 ECMO 治疗的患者中,发生假性动脉瘤、腹膜后血肿等出血并发症的发生率高达 27%～60%。因此,如何有效预防和管理 ECMO 治疗并发动脉出血,成为临床医师面临的一大挑战。在上机前,医师需利用超声充分评估患者血管情况,精确定位穿刺点以确保置管位置准确无误。ECMO 运行过程中,血液会与非生理性异物接触,需要采用持续全身抗凝治疗避免导致血管栓塞,但过量或不恰当的抗凝治疗反而会显著增加出血风险。因此需定期监测 ACT、APTT、血小板(platelet,PLT)等指标,根据患者凝血功能动态调整抗凝强度,在确保不形成血栓的前提下,尽量减少抗凝药物的使用剂量,以降低出血风险。长时间 ECMO 支持治疗可导致血管壁受损,加之重症患者的血管处于病理状态,血管脆性增加,易发生破裂出血。此外,ECMO 支持时间越长,患者发生院内感染的风险越高,而感染又可进一步加剧出血倾向。因此在患者住院期间应加强全身支持治疗,维持患者内环境稳定,防止发生院内感染。

有研究表明当 APTT > 56s 时,动脉血肿的发生率极高,这可能与患者凝血功能障碍及血管通路血小板活化有关。大多数假性动脉瘤早期临床表现并不明显,但当患者穿刺置管部位出现疼痛、红肿时，可触及波动性肿块时均需接受进一步的检查，以排除假性动脉瘤形成。超声检查是一种快捷简便、无创、无辐射的成像方法，已经成为血管并发症的首选检查方法，有研究表明其敏感度及特异度均达到了 90% 以上。因此对于假性动脉瘤的诊断也具有较高的敏感度，不仅能区别动脉瘤真假，观察瘤体大小及瘤体内部血流情况，还能够清楚显示假性动脉瘤与动脉之间的通道，为假性动脉瘤的治疗提供极为准确的引导口。多普勒超声（Doppler ultrasound，DU）是现阶段将假性动脉瘤与其他低回声结构区分开的更为准确的成像方法，可通过动态观察瘤体内的血流通道及随静脉血流通畅的情况，迅速找到压迫点。

较小的假性动脉瘤一般无特异性临床表现，但当假性动脉瘤逐渐增大时，可能会出现局部肿块、疼痛、压迫症状等临床表现（直径 > 1.8cm 时假性动脉瘤很难自愈，直径 > 2cm 时很容易压迫周围邻近动脉）。一旦动脉瘤破裂，病情是十分凶险的，血液会迅速流入周围组织或体腔，引起肢体出血、神经坏死或皮肤损伤等一系列危及生命的后果。目前临床针对假性动脉瘤优选的治疗方法包括超声引导下凝血酶注射（ultrasound-guided thrombin injection，UGTI）、超声引导下压迫疗法（ultrasound-guided compression therapy，UGCT）及手术修复。

五、经验总结

VA-ECMO 作为一种先进的体外生命支持技术，在治疗严重心功能衰竭方面具有显著优势。在 ECMO 治疗过程中需要通过右上肢桡动脉或肱动脉管路监测终末器官灌注及供氧情况。然而，由于置管过程复杂、高强度抗凝药物应用等原因容易并发动脉出血，甚至出现假性动脉瘤破裂。因此，预防动脉出血需要医护人员在置管操作、抗凝管理、病情监测及 ECMO 管理等多个环节上精益求精。

通过不断优化操作流程、提高专业技能水平及加强团队协作与应急处理能力，相信我们可以有效降低动脉出血等并发症的发生率，从而提高 ECMO 治疗的整体效果与患者生存率。

（成　绩　张理光）

病例 3：VA-ECMO 期间的股动脉变异

一、导读

VA-ECMO 是一种用于治疗心搏骤停或心肺衰竭的临时循环支持技术，其应用范围不断扩大。然而，VA-ECMO 的置管过程可能因血管解剖变异而变得复杂，尤其是股深动脉（deep femoral artery，DFA）高位分叉的情况。这种变异虽在临床实践中极为罕见，但也有可能导致严重的血管并发症，如肢体缺血和坏死。因此，如何在存在血管变异的情况下安全有效地实施 VA-ECMO，是临床医师面临的巨大挑战之一。本文不仅提供了关于股动脉变异的详细信息，还强调了多学科协作的重要性。通过学习本文，读者可以更好地理解

VA-ECMO 的临床应用及潜在风险，并为类似病例的处理提供参考。

二、病例背景

DFA 是股总动脉（common femoral artery，CFA）的最大分支，它为股内侧旋动脉、股外侧旋动脉、大腿肌肉、髋关节和股骨供血，一般介入和外科手术中都会考虑到该部位的血管变异。

虽然 VA-ECMO 经皮穿刺置管无须开胸，但在快速建立过程中仍存在血管并发症的风险。本案例讲述的患者在进行外周置管时因其 CFA 变异导致了非标准的置管。尤其在撤除动脉置管后，同侧足趾出现了缺血和坏死现象（本文将按照 CARE 报告清单[1] 撰写）。

三、病史资料

【基本信息】患者男，51 岁。

【主诉】胸闷 3d，加重 1h。

【病史简介】患者因"胸闷 3d，加重 1h"前往当地医院就诊，查肌钙蛋白水平为 1.78ng/ml，超声心动图显示 EF 为 35%，心电图显示前壁导联广泛 ST 段抬高。当地医院诊断为 ST 段抬高心肌梗死（ST segment elevation myocardial infarction，STEMI）、心源性休克（cardiogenic shock，CGS）和 Killip Ⅳ级。当地医院立即进行冠状动脉造影，显示三支冠状动脉病变。由于高血管活性药物评分（vasoactive-inotrope score，VIS），医师认为在血管开通期间存在恶性心律失常的高风险，因此将患者转至笔者所在医院。入院后 STEMI 诊断明确。经心内科和急诊 ECMO 团队协商后，计划进行 VA-ECMO 介入支持。

【既往史】患有高血压和糖尿病超过 10 年，平时血压和血糖控制不佳，因糖尿病足曾切除右足第二趾。

【个人史】吸烟 20 支/天，偶饮白酒。

【家族史】无特殊。

【体格检查】神志清楚，精神欠佳，体温 37.1℃，脉搏 88 次/分，呼吸频率 22 次/分，血压 119/63mmHg（1mmHg=0.133kPa）。双肺呼吸音粗，两肺底可闻及湿啰音；心界无扩大，律齐，心脏各瓣膜听诊区未闻及杂音；腹平软，无压痛及反跳痛，肝脾肋下未触及，双下肢无水肿。生理反射存在，病理反射未引出。

四、ECMO 置管经过

在 ECMO 置管前，使用超声进行血管评估，股静脉未见明显变异，然而在腹股沟韧带下方未发现股深动脉分叉。由于存在血管变异，不切开腹股沟韧带无法分离股总动脉，因此团队决定采用皮肤切开方式进行置管。鉴于当时患者存在心源性休克，需要紧急经皮冠

---

[1] CARE（case report）报告清单，是由国际专家组制定的临床病例报告规范，旨在提高病例报告的准确性、透明度和实用性。

状动脉介入治疗,在权衡利弊后,决定采用 Seldinger 技术首先将导丝直接置入股浅动脉(superficial femoral artery,SFA),以获取造影证据。然后,逐步将导管(Maquet®,23cm,15F)置入 SFA,深度为 15cm,以扩张通道;引流导管(Maquet®,39cm,21F)则通过传统经皮穿刺置入股静脉。在超声引导下建立并定位管道后,VA-ECMO 以 3000r/min 的泵速、2.8L/min 的流量和目标平均动脉压(mean arterial pressure,MAP)> 79mmHg 运行,最后在 ECMO 支持下顺利进行冠状动脉造影。造影显示左主干中段长段狭窄,最重处狭窄 95%;回旋支在近端以下完全闭塞;远端血流由侧支和右冠状动脉提供。上述血管经球囊扩张成形后分别置入支架。

手术过程中患者多次出现短暂心室性心动过速和心室颤动。当团队短暂调整 ECMO 速度后,患者心率恢复,MAP 保持稳定。冠状动脉支架置入后,团队决定继续体外循环支持,避免因手术中频繁心律失常和高 VIS 导致心肌再灌注后发生心源性休克。由于 CFA 变异明确,患者在远端灌注导管(distal perfusion catheter,DPC)置入后返回重症监护室继续 VA-ECMO 支持。

在数字减影血管造影(digital subtraction angiography,DSA)室置入 DPC 后第 1 天,ECMO 以 2500r/min 的速度和 2.0L/min 的流量运行。然而当达到抗凝目标时,患者的 DPC 压力升高,左足背动脉搏动明显减弱,意味着患者此时存在左下肢远端血栓形成的高风险。鉴于患者血流动力学的稳定,经过多学科会诊后,决定在撤除 VA-ECMO 的同时进行左股总动脉修复和股浅动脉血栓切除术。术后,左股总动脉、腘动脉和足背动脉均可触及搏动。

患者返回病房后,继续给予低分子量肝素钠(4250U,每 12 小时 1 次,皮下注射)抗凝,并辅以双联抗血小板治疗(阿司匹林 100mg/d 及氯吡格雷 75mg/d,口服)。

在撤除 ECMO 后第 3 天,患者脱离机械通气,心功能显著恢复。但左足逐渐出现张力性水疱,随后发展为坏疽,皮肤剥脱和组织变黑(图 4-31)。对双下肢血管进行 CT 血管造影检查,显示双下肢动脉存在显著的动脉粥样硬化,及不同程度的狭窄;双下肢均存在股深动脉高位分叉(图 4-32A、B)。经骨科和血管外科会诊后,结合患者既往病史,决定切除左足全部足趾。

术后经过全面护理,左足愈合良好,一般情况稳定后出院。出院时,患者心功能恢复至纽约心脏病协会(NYHA)心功能分级 I 级,卡氏功能状态评分(KPS)为 80 分(患者及其家属授权了所有病例数据的展示)。

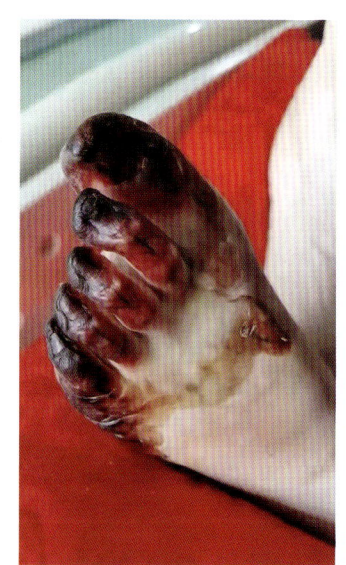

图 4-31　左足坏死

第四章　ECMO 临床病例解析

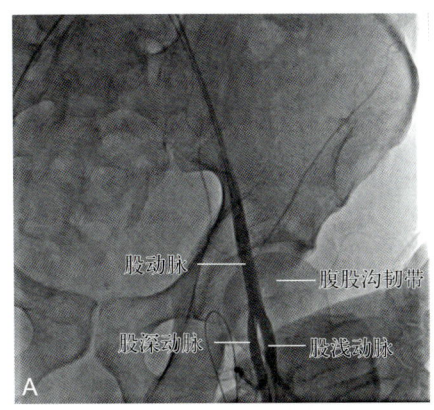
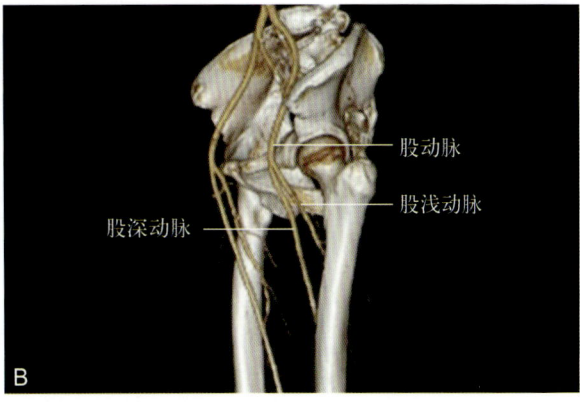

图 4-32　A. 介入显示高位股深动脉分叉图像；B. CTA 重建成像高位股深动脉分叉

五、讨论

股深动脉通常起源于股总动脉的后外侧，位于腹股沟韧带下方 2.5～5.5cm 处（76%），并穿过长收肌和耻骨肌之间。Tomaszewski 等的荟萃分析报道称，股深动脉最常起源于大腿近端 1/3 处（47.6%），平均距离腹股沟中点为 41.2mm。

本例患者的血管变异可能是先天性血管异常。在建立血管通路时，通过皮肤切开分离血管，发现腹股沟韧带下方的股总动脉无法充分分离以进行导管置入，因此只能将动脉导管（Maquet®，23cm，16F）置入 SFA 朝向心脏方向，并且同时将 DPC 置入股浅动脉远端。

VA-ECMO 所需的导管通常采用 Seldinger 技术在外周穿刺置入，静脉导管通常置入股静脉用于引流；动脉导管通常置入股总动脉用于灌注，而不是股浅动脉，这种方法比中心置管更方便、更快捷。尽管使用的导管直径为股总动脉的 2/3，但成人使用股总动脉进行 ECMO 支持，常因股浅动脉阻塞而引起肢体缺血。笔者将所在中心的临床经验与现有研究相结合可表明，小的股动脉直径、高 VIS 及下肢血管坏死的高风险病史（如糖尿病足、周围动脉闭塞性疾病、高凝状态等）均为远端肢体缺血坏死的高危因素，如果患者存在以上这些情况，应考虑预防性放置 DPC。此外，如果在 ECMO 支持期间患者出现远端肢体疼痛、苍白、无脉、感觉异常和麻痹等症状，即使没有明显诱因，也应立即考虑放置 DPC。该患者之所以在撤除 ECMO 后会出现左下肢坏死情况，一方面是在股浅动脉中，动脉导管和 DPC 之间容易形成湍流、停滞和血栓，另一方面是患者有糖尿病足病史，且右足（第二趾）曾被截趾。因此，即使 ECMO 支持时间较短，仍出现了左足趾坏死和截趾的不良后果。

在 ECMO 支持期间，笔者中心对该患者每 4 小时监测 1 次活化凝血时间，维持时间为 160～180s，每 4～8 小时监测 1 次活化部分凝血活酶时间，维持时间为 50～80s，即使在 DPC 置入后也是如此。同时密切监测下肢血供，测量 DPC 的压力，每 12 小时进行 1 次血管内超声检查。一旦出现异常，组织多学科团队会诊，以考虑是否在撤除 ECMO 导管后进行血管修复和血栓切除术。

ECMO 患者的预后不仅受患者病情的严重程度、疾病类型和其他器官功能的影响，还受相关并发症的影响。VA-ECMO 的常见并发症包括血栓形成（1%～22%）、出血（5%～79%）、感染（17%～49%）和肢体缺血（13%～25%）。但本病例仅报告了患者在住院期间发生的并发症，并未随访其他可能在出院后长期存在或持续的插管相关并发症，如下肢运动感觉障碍。

六、结论

股深动脉高位分叉在临床实践中极为罕见（尤其是位于腹股沟韧带上方或腹腔内），具有这种血管变异的患者接受 VA-ECMO 治疗时更具挑战，发生血管并发症的可能性更高。血管并发症是 ECMO 治疗中最致命的风险，包括插管相关事件（血管穿孔、动脉夹层、插管部位出血）和拔管并发症（持续出血、假性动脉瘤、动静脉瘘等）。尽管在体外心肺复苏（ECPR）过程中有时难以提前完成血管评估，但应始终意识到这种血管异常的存在。

超声可以指导穿刺和在插管过程中操作，尤其是在置入较大直径导管时，如果无法通过超声区分血管的路径和解剖位置，则不应进行经皮动脉穿刺。

连续近红外光谱（near infrared spectrum，NIRS）可以降低远端肢体缺血的发生率，可应用于高风险患者，如女性、高 VIS 和高序贯器官衰竭评估（sequential organ failure assessment，SOFA）[1]。

一旦在动脉导管或 DPC 置入过程中发现这种血管变异，外科医师必须保持警惕，切开皮肤暴露血管后插入导管，并选择尽可能小直径的动脉导管，比如 Marasco 等引入的新型双向灌注导管值得推荐，因为它可以提供双向血流。

尽管现在经皮穿刺技术已广泛使用，但一旦发生局部感染、肢体缺血坏死和血管并发症的情况，仍需要进行血管修复手术。为避免或减少这类情况的发生，根据笔者中心经验，强烈建议在撤除 ECMO 时，向灌注导管内注入 5000U 肝素；在断开连接后进行远端血管检查和动脉修复；在撤除灌注导管后，通过压迫器或手术止血，并在几天内进行超声检查以排除假性动脉瘤或动静脉瘘。如有必要，可进行股浅动脉修复。

（杜力文　史笑笑）

病例 4：ECMO 的出凝血问题

一、导读

重症胸外伤是指高处坠落、车祸、暴力袭击等外伤因素导致胸腔内器官受损，破坏胸腔的完整性和连续性，进而影响呼吸和循环功能，甚至危及生命的一种严重外伤。当传统机械通气无法维持良好的呼吸支持时，可考虑使用 ECMO 技术来维持机体循环和气体交换，

---

[1] 高序贯器官衰竭评估，是一种用于评估重症患者器官功能障碍严重程度的评分系统。通过测定 6 个主要器官系统（呼吸系统、血液系统、肝系统、心血管系统、神经系统和肾系统）的功能损害程度，对患者进行预后判断。

第四章　ECMO 临床病例解析

为病情恢复赢得时间。本文介绍了 1 例在 ECMO 支持下成功救治的重症胸外伤患者，患者术后恢复良好，最终完全康复。

二、病例背景

由于创伤患者常伴有较高的出血风险，而 ECMO 运行过程中，体外循环系统会激活血液凝固系统，又需要抗凝以预防血栓形成。外伤出血与 ECMO 抗凝治疗的矛盾，使得在外伤患者中应用 ECMO 技术时，如何加强抗凝/出血管理成为患者能否救治成功的关键环节之一。

根据患者的病情及临床需要进行抗凝策略的个体化调整，以平衡血栓形成和出血的风险显得尤为重要。

三、病史资料

【基本信息】患者女，35 岁。

【主诉】高处坠落致胸部疼痛伴呼吸困难 2d。

【病史简介】患者 2d 前高空作业时不慎坠落（无目击人，具体层高不详），当即昏迷，就诊于当地医院，患者醒后胸部持续性剧痛，伴胸闷、气促及呼吸困难，给予气管插管、呼吸机辅助通气治疗不能维持患者血氧饱和度（具体数值不详）。于 2020 年 2 月 27 日在呼吸机控制通气下 [容量控制模式，潮气量（tidal volume，TV）8ml/kg，呼吸频率（respiratory rate，RR）12 次/分] 经绿色通道转入上级医院。

【既往史】既往体健，否认重大疾病史，否认过敏史。

【个人史】无烟酒嗜好。

【家族史】无特殊。

【体格检查】镇痛镇静状态，体温 37.2℃，心率 170 次/分，呼吸频率 12 次/分（呼吸机控制通气），血压 123/56mmHg（1mmHg=0.133kPa），血氧饱和度 71%。右肺叩诊呈鼓音，听诊右上肺呼吸音消失，左肺呼吸音粗，可闻及湿啰音。余查体配合欠佳。

【辅助检查】动脉血气分析：pH 7.38，PaO_2 59mmHg，$PaCO_2$ 53mmHg，氧合指数（PaO_2/FiO_2）59mmHg。急诊胸部 CT 提示：右侧液气胸（右肺压缩约 60%），左侧胸腔积液、积血，心包少量积液，下颈部、胸背部、纵隔多发气肿（图 4-33）。

【初步诊断】①重症胸外伤；②双侧血气胸；③双肺挫裂伤；④双侧多发性肋骨骨折；⑤气管断裂。

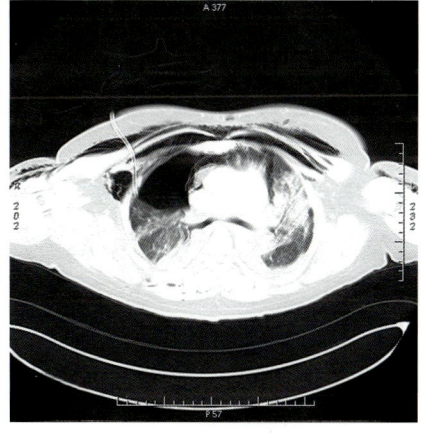

图 4-33　急诊胸部 CT

右侧液气胸；左侧胸腔积液、积血；双肺肺炎或肺挫伤；心包少量积液；下颈部、胸背部、纵隔多发气肿；双侧多发肋骨呈"双边样"改变

四、诊疗经过

根据患者病情需要，转院当天行急诊开胸探查术以明确病变。因镇痛镇静、呼吸机纯

氧辅助通气治疗状态下仍不能维持机体氧气供应，证实患者存在缺氧引起心、脑及多器官损害风险，符合 VV-ECMO 支持适应证。于是结合患者病情，床旁超声评估穿刺部位血管情况，排除 ECMO 禁忌证，签署知情同意书后，开始 VV-ECMO 上机。

常规消毒右侧颈部、右侧腹股沟区域并铺无菌敷料单，局部麻醉后在床旁超声引导下采用经皮穿刺血管（Seldinger）技术经右侧股静脉置管为引血端，经右侧颈内静脉置管为输入端，通过胸超声检查协助调整置管位置，确认股静脉置管头段位于下腔静脉与右心房开口，体内管道长度 40cm，右侧颈内静脉置管深度 15cm。ECMO 采用复方电解质注射液预充排气，核对管路设备无误后与上述静脉置管连接，建立 VV-ECMO，逐渐提升 ECMO 离心泵转速至 2800r/min，维持稳定流量 4L/min 左右。

ECMO 运行稳定后，断开呼吸机通气，给予麻醉诱导（咪达唑仑 5mg，芬太尼 0.15mg，罗库溴铵 50mg）。术中采用静脉麻醉，持续静脉输注丙泊酚和瑞芬太尼，维持术中局部脑氧饱和度（regional brain oxygen saturation，rSO_2）波动在 60%～70%，PaO_2 波动为 68～75mmHg，SpO_2 波动为 91%～99%；根据血气分析调节 ECMO 通气流量，维持 $PaCO_2$ 在正常参考值范围内。术中探查见气管隆突上 1cm 处有一约 1.2cm 裂口（图 4-34），修补顺利，整个手术历时 4h。

手术结束后给予患者机械通气，同时夹闭 ECMO 气流，30min 后复查患者动脉血气分析，提示各项指标正常，循环稳定，综合评估达到撤除 ECMO 标准，ECMO 运行时长约 4h。从穿刺置管到手术结束，ECMO 全程未使用肝素进行体内抗凝。

经过术后护理、呼吸康复训练及对症支持治疗，于术后第 16 天复查胸部 CT 提示，与入院时比较，胸壁皮下气肿减少，双肺渗出性病变减轻（图 4-35）。患者恢复良好，达到出院标准，最终康复出院。

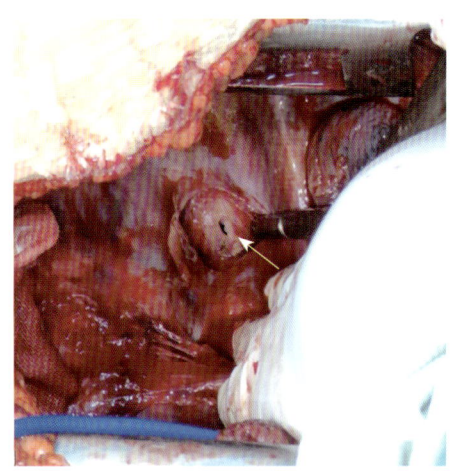

图 4-34 患者在 VV-ECMO 支持下接受开胸探查术，术中可见气管隆突上 1cm 处有一约 1.2cm 大小的裂口（箭头所示），并进行修补

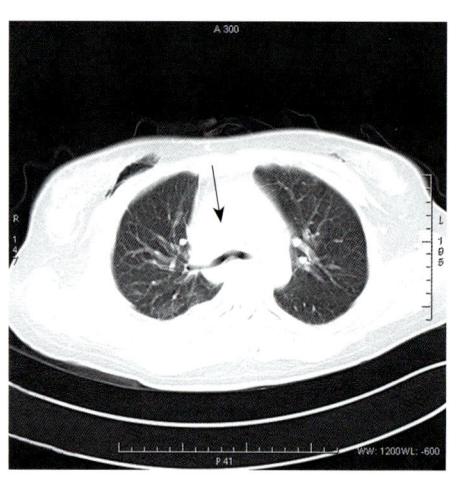

图 4-35 开胸术后第 16 天复查胸部 CT 与入院时比较，双侧胸壁皮下气肿明显较少，纵隔气肿（箭头所示）吸收，双肺渗出性病变减少

五、病例讨论

VV-ECMO 可经体外气体交换使机体改善缺氧，让创伤性肺损伤得到修复的机会，同时可避免过度通气造成继发性肺损伤。过去，严重创伤患者因其原发病导致的凝血功能障碍，限制了 ECMO 在创伤患者中的应用。但严重创伤患者可能会出现呼吸衰竭，当部分患者无法通过呼吸机辅助通气等常规治疗策略纠正缺氧时，需及时使用 ECMO 通过个体化调整抗凝血策略，达到出血与抗凝的平衡。本例患者为重症胸外伤，合并有气管破裂，常规插管行呼吸机辅助通气治疗已无法维持术中 SpO_2，必须应用 VV-ECMO 代替患者的肺功能，来改善呼吸功能，维持术中 SpO_2，有利于显著改善患者的氧合，稳定内循环。

然而，不是所有的严重创伤患者合并呼吸衰竭都可使用 ECMO 治疗，以下情况是 ECMO 的相对禁忌证：①伴有中枢神经系统严重损伤、恶性肿瘤等无法治愈的疾病；②存在严重凝血功能障碍、活动性出血等抗凝禁忌；③伴有严重多器官功能衰竭；④在 $FiO_2 > 90\%$、平台压 $> 30cmH_2O$ 情况下，机械通气时间 $> 7d$。本例患者较年轻，既往体健，除重症胸外伤外无其他严重疾病及抗凝禁忌，因此符合启动 ECMO 的指征。目前临床上 ECMO 主要存在 VV-ECMO 和 VA-ECMO 两种辅助模式。本例患者心功能正常，所以选用 VV-ECMO 模式进行呼吸支持治疗。

在 ECMO 运行过程中，出血及血栓形成是最常见的并发症，有研究显示总体出血风险高达 33%。由于患者为多发伤，实施抗凝的过程中存在引起大出血的风险，因此抗凝/出血管理成为该患者能否救治成功的关键环节之一。有研究证实，ECMO 支持患者中低剂量肝素抗凝是一种安全可行的策略，且当 ECMO 治疗患者存在抗凝禁忌证时，短期无肝素抗凝也很少发生血栓栓塞性并发症。Kruit 等研究发现，大部分创伤患者在 ECMO 上机后 72h 内是否进行抗凝，其血栓形成和出血风险差异无统计学意义。当使用有肝素涂层回路的 ECMO 时，短期内不使用肝素，一般不会出现血栓栓塞或血凝块情况。本例患者所采用的 ECMO 管路上有肝素涂层，故在 ECMO 运行期间未使用肝素抗凝。

为了防止 ECMO 术后其他并发症的发生，术中应严格执行无菌操作进行静脉穿刺，以防止术后感染，密切监测患者血流动力学，在保证重要器官血流灌注和组织氧供的同时，不增加心脏负担。术后双下肢给予肢体气压、低频脉冲治疗等促进下肢血液循环，预防深静脉血栓形成。本例患者行气管修补术后给予机械通气，在血流动力学稳定条件下立即撤离 ECMO，有效减少了术后并发症的发生。

六、经验总结

重症胸外伤患者常合并肺功能衰竭，当存在气管、肺损伤时，采用传统呼吸机进行机械通气无法维持组织氧供，同时会增加气压伤发生风险，加重肺损伤。因此将 ECMO 应用于重症胸外伤患者可改善术前、术中组织氧供，稳定血流动力学，改善术后 PaO_2，提高手术成功率。

通过使用具有肝素涂层的管路、设置较高的流速等方式，减少全身肝素使用剂量，在降低出血风险的同时，也减少了血栓栓塞的发生。本例患者对 ECMO 的应用及抗凝策略为严重创伤患者救治提供了临床依据。

（田仁斌　毛鑫亮）

第三节　新生儿和孕产妇病例

病例 1：新生儿 ECMO 病例

一、导读

体外膜肺氧合技术对于新生儿这一特殊群体而言，为许多原本可能面临生命威胁的患儿带来了生的希望。因其特殊的生理特点和病情变化，使得新生儿在 ECMO 救治中的应用与成人存在诸多差异。了解新生儿 ECMO 的特点、技术难点，以及可能出现的并发症，对于提高新生儿 ECMO 的治疗效果，降低死亡率和致残率有着重要意义。

1976 年 Bartllet 首先将 ECMO 应用于新生儿中，如今新生儿在全球范围内已成为 ECMO 应用的主要人群之一。目前应用较多的新生儿疾病包括新生儿呼吸窘迫综合征（respiratory distress syndrome，RDS）、新生儿胎粪吸入综合征（meconium aspiration syndrome，MAS）、新生儿持续性肺动脉高压（persistent pulmonary hypertension of newborn，PPHN）、复杂型先天性心脏病（complex congenital heart disease，CCHD）、先天性膈疝（congenital diaphragmatic hernia，CDH）等。尽管 ECMO 在新生儿中的应用显著提高了生存率，但其复杂性和潜在的并发症也要求临床医师具备高度的专业知识和技能。

二、病史资料

【基本信息】患儿女，出生 19d，体重 3.30kg，2024 年 12 月 22 日入院。

【主诉】咳喘 5d，加重伴气促 2d 余，发热 1d。

【病史简介】患儿 5d 前在家中无明显诱因下出现咳嗽，伴喘息、咳痰不畅，无发热、寒战，无抽搐，无呕吐、腹泻，遂至当地医院住院治疗。入院心电图提示：窦性心动过速，右心房异常（图 4-36）。给予"甲泼尼龙琥珀酸钠抗炎，丙种球蛋白 3.0g 静脉滴注、雾化及补液等对症治疗，患儿咳喘无明显好转，2d 前出现咳喘加重，伴气促。今日凌晨出现发热，具体时间不详，最高体温 37.8℃，凌晨 6:00 左右出现口周发绀，气促呻吟，经皮动脉血氧饱和度（percutaneous arterial oxygen saturation，SpO_2）下降至 60% 左右，心率 200 次 / 分左右。当地医院考虑"急性心力衰竭、急性呼吸衰竭"，给予西地兰强心，呋塞米针利尿，头孢曲松针抗感染，以及经鼻高流量温湿化氧疗。患儿经抢救后呻吟消失，心率下降至 170 次 / 分左右，经皮动脉血氧饱和度维持在 95% 左右，但气促仍存在。家长要求转入上级医院继续治疗，故转至笔者所在医院急诊，拟"重症肺炎"收住入院。

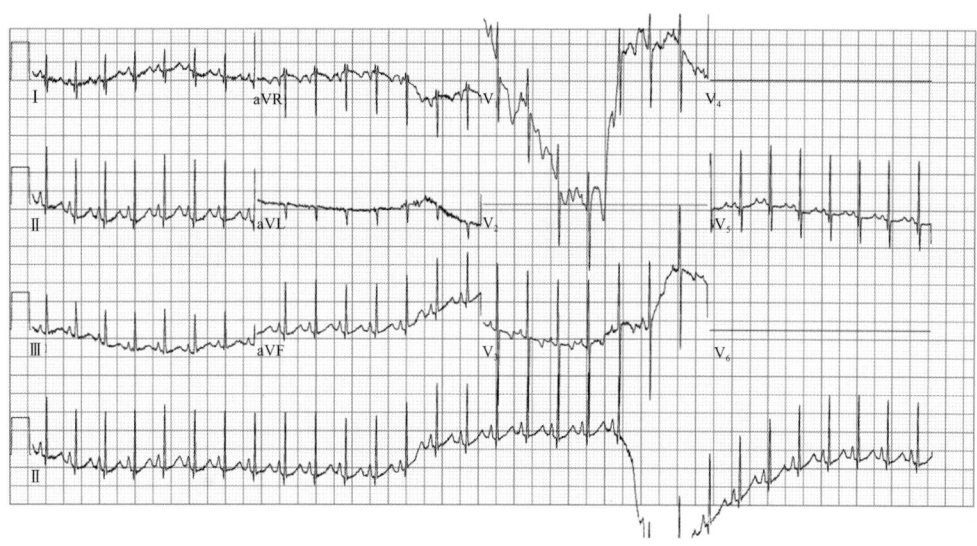

图 4-36 入院心电图

【既往史】出生时阿普加评分（Apgar score[1]）8～9分，既往无喘息史及湿疹史。否认肝炎、结核、伤寒等传染性疾病史，否认心、脑、肝、肾等重大脏器及系统疾病，否认糖尿病、甲状腺功能亢进等内分泌疾病史，否认手术、外伤史，否认输血史，否认食物、药物过敏史，否认毒物及放射物接触史。

【个人史】母妊娠期体健，否认有毒物质接触史、放射线接触史，否认甲型H1N1流感接触史。受孕2次，分娩2次，38周剖宫产。患儿出生时体重3.24kg，无窒息、发绀及抢救史，出生后人工喂养至今。

【体格检查】体温37.9℃，脉搏194次/分，呼吸60次/分，血压77/45mmHg，经皮氧饱和度97%。神志不清，反应差，双侧瞳孔等大等圆，直径约1mm，前囟平软，面色欠红润，呼吸急促，可见吸气性凹陷，颈软，两肺呼吸音粗，可闻及广泛细湿啰音及喘鸣音，心律齐，心音中，腹软，脐部可见一直径约1cm突起，可回纳，肝肋下约3cm，质软边锐，剑突下未触及，脾肋下未触及，全腹未触及包块，四肢肌张力稍低，末梢欠温，毛细血管再充盈时间（capillary refill time，CRT）4s。

【辅助检查】① 2024年12月19日，外院呼吸道合胞病毒RNA：阳性；② 2024年12月19日，外院胸部数字化放射摄影（digital radiography，DR），右肺炎症；③ 2024年12月22日，外院胸部DR，对比2024年12月19日，肺内病灶增多，心影及气管右偏新增，考虑两肺炎症，右肺部分不张，建议及时复查或CT进一步检查。

---

[1] 阿普加评分。该评分系统通过皮肤颜色、心率、肌张力、呼吸、对刺激反应五个方面评估新生儿是否有窒息及窒息的严重程度。8～10分，正常新生儿，无须特殊处理。4～7分，轻度窒息，需清理呼吸道、吸氧、保暖等措施。0～3分，重度窒息，需紧急抢救，包括气管插管、给氧等。

【初步诊断】①新生儿重症肺炎；②呼吸衰竭；③心力衰竭；④低钠血症；⑤脐疝；⑥呼吸道合胞病毒感染。

三、诊断思路

【病史小结】①患儿 5d 前在家中无明显诱因下出现咳嗽，伴喘息气促，于当地医院住院抗感染、雾化、补液等对症治疗。经治疗未见明显好转，气促加重 2d，发热 1d。②呼吸促，可见吸气性凹陷，颈软，两肺呼吸音粗，可闻及广泛细湿啰音及喘鸣音；胸部 DR 和两肺炎症，右肺部分不张考虑。

【诊断依据】①新生儿重症肺炎：患儿女，19d，因"咳喘 5d，加重伴气促 2d 余，发热 1d"入院，外院胸部 DR 提示两肺炎症伴肺不张，重症肺炎考虑；②呼吸衰竭：患儿呼吸急促，可见吸气性凹陷，颈软，两肺呼吸音粗，可闻及广泛细湿啰音及喘鸣音，结合血气分析（总二氧化碳 39mmol/L，血液酸碱度 7.362，动脉血氧分压 126.0mmHg，动脉血二氧化碳分压 71.1mmHg，碱剩余 12.90mmol/L，碳酸氢根离子 40.3mmol/L，动脉血氧饱和度 100.0%，乳酸 0.90mmol/L），该诊断明确；③心力衰竭：患儿神志不清，反应差，双侧瞳孔等大等圆，直径约 1mm，前囟平软，面色欠红润，呼吸促，可见吸气性凹陷，颈软，两肺呼吸音粗，可闻及广泛细湿啰音及喘鸣音，心律齐，心音中，考虑该诊断；④低钠血症：患儿血钠 128mmol/L，＜135mmol/L，该诊断明确；⑤脐疝：患儿查体腹软，脐部可见一直径约 1cm 的突起，可回纳，肝肋下约 3cm，质软边锐，剑突下未触及，脾肋下未触及，全腹未触及包块，考虑脐疝；⑥呼吸道合胞病毒感染：外院呼吸道合胞病毒 RNA 阳性，该诊断明确。

【鉴别诊断】①败血症：患儿起病急，病情重，年龄小，抵抗力低下，感染不易局限，重症肺炎可引起炎症扩散，要警惕本病可能，需血培养等检查协助诊断；②先天性心脏病：患儿气促，心率快，有卵圆孔未闭病史，要警惕本病可能，心脏彩超助诊；③颅脑感染：患儿目前无抽搐，无明显呕吐，神经系统检查正常，目前该诊断不充分，必要时行脑脊液及头颅 CT 检查。

【诊疗经过】入院后给予气管插管接呼吸机辅助通气，因肺部感染持续加重，于入院后第 3 天行 ECMO 安装术，取右侧颈部横切口长约 4cm，切开分别找到右侧颈内静脉、颈总动脉，保护迷走神经。分别从颈总动脉切开后置入 9F 动脉插管 3cm；右侧颈内静脉切开后置入 9F 静脉插管 7cm，并将动静脉插管固定牢靠。术后给予头孢西丁静脉滴注抗感染，甲泼尼龙抗炎、盐酸氨溴索平喘、硫酸镁解痉、磷酸肌酸、肾上腺素、去甲肾上腺素、米力农、硝普钠等药物治疗，以及输血、补充白蛋白、镇静镇痛等对症支持治疗后，未见明显好转，且术前、术后 1d、3d 进行胸部 X 线检查（图 4-37～图 4-39），发现肺部感染情况较前有所进展。家属要求转上级医院，遂带 ECMO 转至上级医院继续治疗。

【出院诊断】①新生儿重症肺炎；②新生儿急性呼吸窘迫综合征；③多器官功能衰竭（呼吸衰竭、心力衰竭、电解质紊乱、低蛋白血症、凝血功能障碍）；④脐疝；⑤呼吸道合胞病毒感染；⑥多浆膜腔积液（胸腔积液、心包积液）。

第四章　ECMO 临床病例解析

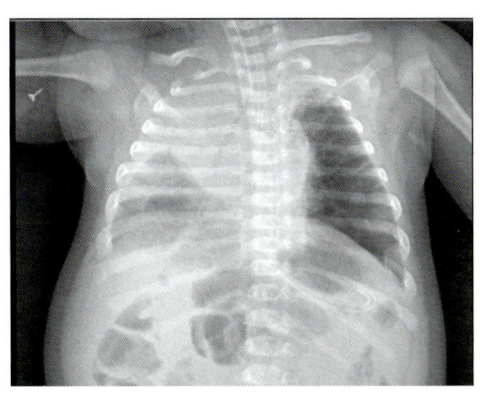

图 4-37　ECMO 术前胸部 X 线片
两肺感染性病灶，伴右肺上叶实变，右侧胸腔积液

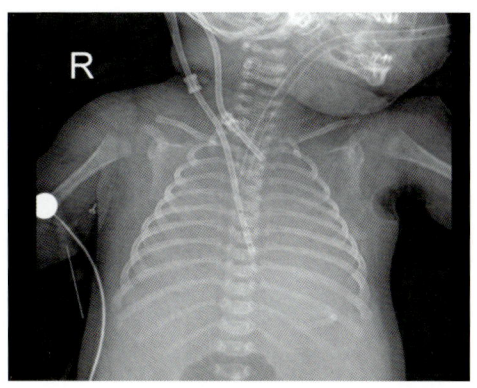

图 4-38　ECMO 术后 1d 胸部 X 线片
两肺野透亮度弥漫增高，两肺门、膈面、心影均显示不清，提示 ARDS（较前进展）

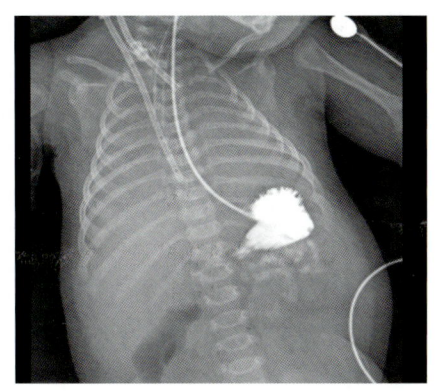

图 4-39　ECMO 术后 3d 胸部 X 线片
两肺野密度一致性增高；两肺门未见显示；纵隔及两膈面和心影均掩盖消失，提示两侧白肺

四、学习讨论

新生儿在出生后，身体各器官系统仍处于快速发育和完善阶段。新生儿的心肺功能尚未成熟，肺组织发育不完善，肺泡数量少且小，气体交换面积有限；心脏的收缩和舒张功能相对较弱，心排血量较低，其生理功能与成人相比存在显著差异。这些生理特点使得新生儿在面临严重的心肺功能障碍时，病情进展迅速，容易出现呼吸衰竭和循环衰竭。

新生儿 ECMO 的适应证主要包括严重的呼吸衰竭和先天性心脏病相关的循环衰竭。在呼吸衰竭方面，常见疾病有胎粪吸入综合征、新生儿呼吸窘迫综合征、先天性膈疝等。这些疾病将导致新生儿肺部通气和换气功能严重受损，常规的呼吸支持治疗无法维持有效的气体交换。对于先天性心脏病，如大动脉转位、左心发育不良综合征等患儿来说，在术前或术后出现严重的循环功能障碍时，ECMO 可以作为过渡治疗手段，维持患儿的生命体征稳定。

本例患儿属于因呼吸系统疾病进行 ECMO 支持治疗，根据 ELSO 指南，新生儿

ECMO 呼吸支持适应证如下：① 严重的呼吸衰竭；② OI[1] > 40，持续 4h 以上；③ OI > 20，经全力治疗 24h 无效或病情加重；④ 急性严重呼吸衰竭伴 PaO_2 < 40mmHg，治疗干预无效；⑤ 进展性呼吸衰竭合并肺高压伴有心室功能不全，或需要大剂量血管活性药物维持。

五、经验总结：ECMO 管理

根据 ELSO 2022 年的最新统计数据，新生儿 ECMO 的生存率在新生儿呼吸系统疾病中可达到 69%，在新生儿循环系统疾病中达到 48%，新生儿 ECPR 可达 44%。

（一）导管选择

新生儿在临床上以 VA-ECMO 为主，因为新生儿的血管非常细小，血管壁薄且脆弱，这给血管插管操作带来了极大的挑战。在进行血管插管时，可通过床旁超声，评估血管粗细等情况后选择合适的插管部位和插管型号，以确保插管的顺利进行和 ECMO 的有效运行。常见的插管部位包括颈内静脉和颈总动脉，但在某些情况下，也可选择股静脉和股动脉。由于新生儿的血管解剖结构个体差异较大，新生儿 ECMO 的管路和氧合器设计应适应新生儿的体重和血流动力学特点，通常使用较小的管路和氧合器可以减少预充量和血液损伤。一般情况下，8～10F 插管用于动脉插管，10～12F 用于静脉通路。

（二）监测

在新生儿 VA-ECMO 中，各项监测指标的数据也需要精准调控，应尽量调整至 SvO_2 65%～80%、SpO_2 > 90%，PaO_2 60～80mmHg，$PaCO_2$ 35～45mmHg。如果担心缺血缺氧性脑病，在 ECMO 运行最初的 24～72h，可降温至 33～34℃，但这有可能会导致颅内出血的风险增加，同时也有可能掩盖因感染引起的体温升高。

（三）抗凝

鉴于新生儿发生颅内出血的风险较高，ECMO 插管时，肝素的剂量通常为 50U/kg，回路中通常每单位红细胞给予 100U 肝素抗凝。同时需要密切监测凝血指标，建议每 4 小时监测 1 次 ACT、APTT，并根据监测结果及时调整抗凝药物的剂量，以维持合适的抗凝水平。

（四）流量管理

新生儿的代谢率高，对氧的需求相对较大，但其心脏和血管的承受能力却有限。因此，在 ECMO 运行过程中，需要精确控制血流量，以满足患儿的氧供需求，同时避免过高的血流量对心脏和血管造成损伤。流量的调整需要综合考虑患儿的体重、心率、血压、血氧饱和度等多种因素，并且根据患儿的病情变化及时进行调整。由于新生儿的血管阻力较大，在 ECMO 运行初期，可能需要较高的驱动压力来维持足够的血流量，这也增加了管路破裂和血栓形成的风险。对于两种泵的选择，各医疗中心存在着习惯性上的差异，滚轮泵可以精确控制流量，但有回路破裂的风险；离心泵可避免爆裂，但精密度较低，易溶血，而溶血与神经损伤、肾损伤和较高的死亡率有关。

---

[1] OI= 平均气道压（cmH_2O）× 吸入氧浓度（%）× 100 ÷ PaO_2（mmHg）

六、并发症

新生儿 ECMO 的并发症除了与成人一样易常见出血、血栓栓塞、感染外，溶血、神经系统并发症、肾功能不全、胃肠道并发症的发生率与成人有着显著差异。其中出血和血栓是新生儿 ECMO 的主要死亡原因。

（一）出血

出血是新生儿 ECMO 最常见且严重的并发症之一。一项多中心研究显示，新生儿 ECMO 并发症中，出血发生率为 60.3%～77.2%，其中手术部位出血率 24.5%～50.0%，胸腔引流管出血率 13.9%～55.4%，颅内出血率 16.7%～22.5%。胃肠道出血在新生儿也较为常见，是由于感染、缺血和缺氧、喂养等原因引起。研究表明，90%～95% 的坏死性小肠结肠炎（necrotizing enterocolitis，NEC）发生在胎龄 36 周以内的早产儿和低出生体重儿中，这是多种风险因素共同作用的结果，但其发病原因、是否接受外科手术、选择不同的 VA-ECMO 和 VV-ECMO 模式等因素对此数值影响至今没有明确指南，需要进一步探索研究。相关文献曾报道，喂养因素（类型、速度和浓度）与坏死性小肠结肠炎的发生有内在联系，因为新生儿消化系统不成熟且易发生缺血性损伤，消化酶活性低，最终会增加 NEC 的发病率。

（二）血栓

血栓形成是新生儿 ECMO 常见的并发症之一。管路原因或患儿自身原因均可导致血栓形成。

1. 管路原因　血栓可发生在 ECMO 管路的各个部位，如氧合器、泵头、插管部位等。血栓一旦脱落，可能随血液循环进入肺部、脑部等重要器官，引起肺栓塞、脑梗死等严重并发症，危及患儿的生命。因此，在 ECMO 治疗过程中，需要密切观察管路的运行情况，定期检查管路是否有血栓形成的迹象，如管路颜色变化、压力异常等。一旦发现血栓形成，应及时采取措施，如调整抗凝药物剂量、使用溶栓药物、更换管路等。

2. 自身原因　研究显示，约 12% 的新生儿发生与自身相关的血栓形成事件，其中脑梗死和肢体缺血的发病率分别为 4.5% 和 3.4%，但没有新生儿出现心内血栓形成或肺栓塞问题。除此之外，抗凝不足、血液在体外循环管路中流动缓慢、管路表面的生物相容性差等因素都可能导致血栓形成。

（三）神经系统并发症

新生儿在接受 ECMO 治疗期间，容易出现神经系统并发症，如颅内出血、脑水肿、脑萎缩、癫痫、远期神经系统损伤等。这些并发症不仅会影响患儿的近期预后，还可能对患儿的远期生活质量造成严重影响。因此，在 ECMO 治疗过程中，需要密切监测患儿的神经系统功能，如进行脑电图、头颅超声等检查，及时发现和处理神经系统并发症。对于已经出现神经系统并发症的患儿，应尽早进行康复治疗，以促进神经功能的恢复。

（四）其他并发症

新生儿 ECMO 还可能出现一些其他并发症，如溶血、肾衰竭、肝损害等。溶血主要是由于血液在体外循环过程中受到机械损伤、氧合器性能不佳等原因引起的。肾衰竭可能与低血压、低灌注、药物毒性等因素有关，需要及时进行连续性肾脏替代治疗（continuous renal replacement therapy，CRRT）。肝损害则可能与长时间的ECMO治疗、感染、药物代谢等因素有关。针对这些并发症，需要及时发现并采取相应的治疗措施，以保护患儿的重要脏器功能。

随着医学技术的不断发展和进步，相信未来ECMO技术在新生儿救治中的应用会更加广泛和成熟。更先进的设备和材料的研发，更精准的监测技术和更全面的治疗方法的出现，将有助于进一步降低新生儿ECMO的技术难度和并发症发生率，为更多的新生儿带来生的希望。同时，对于ECMO治疗后幸存的患儿，应有计划性地制订随访及康复方案，关注患儿远期生长发育和生活质量，是未来需要持续关注的方向。

（余旭琦　陈雨露）

病例2：孕产妇ECMO病例

一、导读

本病例聚焦于一位30岁孕产妇因急性左心衰竭、心源性休克等危重症疾病入院的救治过程。患者既往有二尖瓣置换术史，此次因宫内死胎出现严重心肺功能障碍，病情复杂且进展迅速。本病例详细记录了从急诊救治到ECMO支持，再到外科手术干预的全过程，展现了多学科团队的紧密协作和精细化管理。通过本病例，读者可深入了解孕产妇合并二尖瓣狭窄的病理生理特点、ECMO的应用时机与模式选择、抗凝管理及胎儿监测等关键环节，为类似复杂病例的临床救治提供宝贵经验。

二、病史资料

【基本信息】患者女，30岁，身高168cm，体重65kg，2023年3月13日入院。

【主诉】胸闷、气促12h。

【病史简介】患者12h前在家中无明显诱因下出现胸闷、胸痛、呼吸急促，伴恶心，无呕吐，当时未予以重视，7h前开始出现上述症状加重情况，遂至笔者所在医院急诊就诊。

【既往史】16岁时在外省行二尖瓣关闭不全换瓣术，长期口服华法林（5mg/d）。3d前因宫内死胎行人工流产吸宫术。

【个人史】无烟酒嗜好。

【婚育史】已婚，育有1子。末次月经2022年12月23日。

【体格检查】体温36.3℃，脉搏156次/分，呼吸20次/分，血压117/77mmHg（大剂量升压药应用中）。身高168cm，体重65kg，体重指数（body mass index，BMI[1]）

---

[1] BMI=体重（kg）/身高^2（m），正常范围为18.5～24.9。

23.03kg/m²。发病以来患者神志烦躁，精神欠佳。双侧瞳孔等圆等大，对光反射灵敏，胸口正中见一长约20cm陈旧性手术瘢痕。颈部软，甲状腺无殊，双肺呼吸音粗，心前区无隆起，心尖搏动位置正常，心律齐，病理性杂音未闻及。腹平软，压跳、反跳痛不配合，肝脾肋下未触及，双下肢无水肿。

【辅助检查】脑利尿钠肽887.1ng/L。子宫双附件超声：宫腔下段不均质稍低回声，请结合临床，右卵巢囊肿结构。心电图：①窦性心动过速；②肢体导联QRS低电压；③ST段变化（轻度）；④QT间期延长。心脏超声：①二尖瓣置换术后，提示人工机械二尖瓣狭窄；②左心房增大；③轻度肺动脉高压。

【初步诊断】①急性左心衰竭；②心源性休克；③稽留流产；④二尖瓣机械瓣置换状态；⑤二尖瓣狭窄（人工机械瓣）；⑥左心房肥大；⑦轻度肺动脉高压。

三、诊断思路

【病史小结】①青年女性，有二尖瓣关闭不全换瓣手术史及人工流产史。②无明显诱因出现胸闷、气促。③脑利尿钠肽887.1ng/L。④心电图示窦性心动过速；肢体导联QRS低电压；轻度ST段变化；QT间期延长。⑤心脏超声示二尖瓣置换术后，提示人工机械二尖瓣狭窄；左心房增大；轻度肺动脉高压。

本患者休息后无明显缓解。结合心电图、心脏彩超、入院生命体征等情况，符合急性左心衰竭的诊断。

【鉴别诊断】①主动脉夹层：多表现为剧烈的撕裂样疼痛，可放射至背部、腹部、腰部及下肢，疼痛持续不缓解，病程中常出现高血压，患者多呈焦虑、亢奋状态，入院后可完善主动脉CTA助诊。该患者胸痛不明显，不予考虑。②肺栓塞：可表现为胸痛、呼吸困难、休克等，有时可伴咯血、发绀等，心电图可出现心电轴右偏、肺型P波等表现，入院后可完善D-二聚体、肺动脉CTA助诊。③气胸：可表现为极度呼吸困难、端坐呼吸等，体格检查肺部听诊病侧呼吸音低时，叩诊呈鼓音，可完善X线或肺部CT检查。

【诊疗经过】患者面罩吸氧下SpO_2 88%，给予紧急气管插管、镇静镇痛、去甲肾上腺素升压、呼吸机维持呼吸等治疗后转入ICU，予以利尿、抗感染、抗休克等对症支持治疗。3月14日，患者出现心源性休克、脓毒性休克、脓毒性心肌病及肺水肿，双肺听诊可闻及大量湿啰音，酸中毒明显。经积极治疗后休克持续加重，予以床旁行VA-ECMO。超声评估后，于股动、静脉分别置入动脉灌注管及静脉引流管，肝素2000U负荷后，连接静脉引流管与离心泵，动脉灌注管与膜肺后管路连接，检查无气泡，离心泵转速设置为1500r/min，ECMO流量与转速相对匹配。动态关注患者ACT、凝血功能、出血等情况。2023年3月18日，患者因急性左心衰竭、妊娠期宫内感染、二尖瓣狭窄（人工机械瓣）、脓毒症、机械瓣膜功能障碍拟行低温体外循环下二尖瓣机械瓣瓣膜置管术。术中探查见人工二尖瓣瓣膜上大量血栓，瓣膜周围纤维增生，导致二尖瓣开闭困难，予以更换人工二尖瓣，开放主动脉后心脏复跳顺利，循环稳定，SpO_2 99%，予以停ECMO，并逐渐停体外循环，鱼精蛋白中和肝素，手术顺利。术后予以积极抗感染、强心等对症支持治疗后好转出院。

【最终诊断】①急性左心衰竭；②心源性休克；③稽留流产；④二尖瓣机械瓣置换状态；⑤二尖瓣狭窄（人工机械瓣）；⑥左心房肥大；⑦轻度肺动脉高压；⑧妊娠期宫内感染；⑨脓毒症；⑩脓毒性休克。

四、病例讨论

妊娠合并心脏疾病是导致孕产妇死亡的重要原因之一，其中二尖瓣狭窄（mitral stenosis，MS）因妊娠期血流动力学改变而具有特殊的风险。严重二尖瓣狭窄患者在妊娠期间可能因血容量增加、心率加快等因素诱发急性心力衰竭、肺水肿或恶性心律失常，危及母婴生命，而 ECMO 是严重心肺衰竭的终极救治方案。

（一）孕产妇合并二尖瓣狭窄的病理生理特点

1. 妊娠期血流动力学改变　孕产妇 ECMO 的特殊性源于妊娠期生理变化。妊娠 10 周左右，心排血量开始增加，主要是由每搏输出量和心率增加引起，最高时可超出妊娠前水平的 30%～50%。虽然无法确认妊娠期心排血量到达峰值的具体时间，但多数资料认为在妊娠的 32～34 周，心脏前负荷显著升高。对于二尖瓣狭窄孕产妇患者，心排血量较正常孕产妇上升 30%～50%，氧耗量增加 20%，这些改变易导致孕产妇对缺氧耐受性显著降低，左心房压力进一步升高，易诱发肺水肿。研究显示孕产妇血氧饱和度降至 90% 时，胎儿即面临缺氧风险。母体低氧血症和循环不稳定可导致胎儿生长受限、早产甚至死胎。

2. MS 对妊娠的影响　约 30% 的严重 MS 患者（二尖瓣口面积＜1.5cm²）在妊娠中晚期容易出现心功能 Ⅲ～Ⅳ 级（NYHA 分级[1]）。长期左心房高压可继发肺动脉高压，增加右心衰竭及猝死风险。发达国家该类患者的死亡率 0～3%，而发展中国家更高。因此，当传统治疗手段无效时，ECMO 可快速改善氧合，为原发病治疗争取时间。

（二）ECMO 在孕产妇合并 MS 中的应用特点

1. ECMO 适应证

（1）急性失代偿性心力衰竭：药物治疗无效的肺水肿或心源性休克。

（2）恶性心律失常：如室性心动过速、心室颤动导致血流动力学不稳定。

2. ECMO 模式选择

（1）VA-ECMO：适用于严重心源性休克患者，可同时支持心肺功能。但须警惕左心室后负荷增加导致的左心室扩张风险。

（2）VV-ECMO：仅用于单纯呼吸衰竭，但在 MS 合并严重肺水肿时可能无法有效改善心功能。

---

[1] NYHA 分级，是根据诱发心力衰竭症状的活动程度来评估心功能受损状况的方法。将心力衰竭分为 4 个级别。Ⅰ级：患者有心脏病，但日常活动量不受限制，一般体力活动不引起过度疲劳、心悸、气喘或心绞痛。Ⅱ级：心脏病患者的体力活动轻度受限。休息时无症状，一般体力活动引起过度疲劳、心悸、气喘或心绞痛。Ⅲ级：患者有心脏病，以致体力活动明显受限。休息时无症状，但小于一般体力活动即可引起过度疲劳、心悸、气喘或心绞痛。Ⅳ级：心脏病患者不能从事任何体力活动，休息状态下也出现心力衰竭症状，体力活动后加重。

五、经验总结

ELSO 数据显示，孕产妇 ECMO 总体存活率达 74.3%～77.8%，其中呼吸支持患者存活率（82%）显著高于循环支持患者（58%），其最常见的适应证为 ARDS、心力衰竭和心搏骤停，并且胎儿的存活率为 64.7%～79.0%。

（一）孕产妇 ECMO 的适应证

1. ARDS　妊娠期 ARDS 可能由感染（如重症肺炎）、羊水栓塞、脓毒症等引起。
2. 心脏功能衰竭　围生期心肌病、急性心肌梗死、严重心律失常等。
3. 羊水栓塞　羊水栓塞是一种罕见但致命的产科急症，ECMO 可提供心肺支持。
4. 重度子痫前期或子痫　伴有急性肺水肿或心功能不全时，ECMO 可作为抢救手段。
5. 其他　如肺栓塞、重症哮喘、创伤等。

（二）ECMO 模式选择及流量管理

孕产妇 ECMO 模式的选择需基于患者心肺衰竭类型和妊娠期生理特点。对于呼吸衰竭为主的病例（如重症肺炎、ARDS），VV-ECMO 是首选。通过双腔插管或双静脉通路提供氧合支持，避免动脉插管引起相关的栓塞风险，同时减少对血流动力学的影响。对于合并循环衰竭（如围生期心肌病、脓毒性休克）的孕产妇，则需采用 VA-ECMO 同时支持心肺功能，但须警惕左心室后负荷增加和冠状动脉灌注不足的风险。

孕产妇血容量增加和心排血量升高可能导致 ECMO 初始流量需求高于非妊娠患者。① VV-ECMO：维持 4～6L/min[或 60～80ml/（kg·min），基于妊娠前体重]，以确保充分氧合，并根据氧合和循环状态动态调整。② VA-ECMO：需要根据左心室功能调整流量，避免左心室扩张和肺水肿，目标心脏指数（target cardiac index，TCI）$\geqslant$ 2.2～2.4L/（min·m^2）。期间需通过超声心动图和混合静脉血氧饱和度监测流量是否充足。此外，胎盘循环对流量变化也很敏感，过高流量可减少子宫动脉血流，需要通过胎心监护和脐动脉多普勒评估胎儿安全性。为了确保胎儿在体内有足够的氧气输送，需维持产妇 PaO_2 > 80mmHg，适当通过体位上的改变来减少子宫对下腔静脉的压迫，如左倾。

（三）抗凝管理

孕产妇 ECMO 的抗凝管理需兼顾高凝状态与出血风险。妊娠期凝血因子 [如纤维蛋白原、凝血因子Ⅶ（coagulation factor-Ⅶ）] 水平升高、胎盘剥离可能导致产后大出血，因此需个体化调整抗凝强度。如今，普通肝素仍是主流抗凝药，但须密切监测 APTT（目标 40～60s）。值得注意的是，低强度抗凝（如 APTT < 45s）可能降低颅内出血风险，但需结合血栓标志物（如 D-二聚体）动态评估。

（四）胎儿监测

ECMO 支持期间胎儿监测是孕产妇管理的核心环节，需要采用多模态监测手段。

1. 胎心监护　持续电子胎心监测可早期发现胎儿窘迫，尤其在母体低血压或低氧血症时。
2. 床旁超声评估　定期超声检查胎儿生长、羊水量及脐动脉血流阻力指数（resistance

index，RI），若 RI 升高提示胎盘灌注不足。

孕周 ≥ 24 周且母体病情稳定者，可考虑在 ECMO 支持下进行剖宫产。结合某医院案例显示，ECMO 支持的紧急剖宫产可提高母婴存活率，但需要多学科团队协作以控制术中出血风险。对于未达孕周的胎儿，需要权衡 ECMO 长期支持与早产风险，优先保障母体安全。

（五）并发症及其处理

1. 母体并发症

（1）出血：发生率为 20% ～ 33%，常见于胎盘剥离、子宫收缩乏力或插管部位出血。需要备新鲜冰冻血浆及血小板，必要时使用氨甲环酸。

（2）血栓：深静脉血栓也是常见的并发症。有研究显示，由于孕产妇本身处于高凝状态，会增加环路血栓风险，因此孕产妇发生率可达 27.8%。

（3）感染：导管相关血流感染会导致风险增加 2.5 倍，须严格无菌操作。

2. 胎儿并发症　虽然有研究显示，胎儿的存活率可达 65% ～ 79%，但早产、胎儿窘迫、宫内死亡等都是孕产妇 ECMO 胎儿常见的并发症。ECMO 期间子宫血流波动可能会诱发宫缩，进而引起早产的发生，可使用硫酸镁或钙通道阻滞药抑制宫缩。母体低血压或栓塞事件也可导致胎儿缺氧，致使胎儿窘迫甚至死亡，需要维持母体 SpO_2 > 95% 及平均动脉压（mean arterial pressure，MAP）≥ 65mmHg。

六、总结

孕产妇 ECMO 是一种复杂且高风险的治疗手段，但在处理妊娠期严重心肺功能衰竭时，又能为母体和胎儿提供重要的生命支持。成功实施孕产妇 ECMO 需要多学科团队的协作、个体化治疗方案及精细的管理。尽管 ECMO 在孕产妇中的应用面临诸多挑战，但随着技术的进步和经验的积累，其成功率和安全性正在逐步提高。

未来需要进一步开展多中心研究，制定孕产妇 ECMO 的标准化管理指南，以提高治疗效果并减少并发症的发生。同时，应加强对产科医师和重症医学团队的培训，提高对 ECMO 技术的认识和掌握，有助于更好地挽救孕产妇和胎儿的生命。

（余旭琦　陈雨露）

第四节　其他特殊临床病例

病例 1：中毒相关的体外膜肺治疗

一、导读

毒蘑菇又称为毒菌或毒蕈，属大型真菌类，误采、误食毒蘑菇可引起急性中毒。蘑菇中毒呈现地域性、季节性发病，常有家庭聚集和群体性发病的特点，社会危害大，部分品种中毒后的病死率高，其中具有肝毒性的鹅膏菌属品种中毒病死率高达 80%。蘑菇中毒已成为我国食源性疾病中病死率最高的一类急症，其临床表现复杂多样，多数患者以恶心、呕吐、腹痛、腹泻等胃肠道症状为中毒始发表现，随后可因摄入毒蘑菇所含毒素不同，产生不同的靶器官损害，甚至导致呼吸、循环衰竭而死亡。本病例为蘑菇中毒所致的暴发性心肌炎，应用 VA-ECMO 成功救治。

二、病史资料

【基本信息】患者男，66 岁，身高 168cm，体重 64kg，退休人员，2021 年 9 月 20 日入院。

【主诉】食用毒蘑菇后恶心、干呕伴腹痛，3d。

【病史简介】患者 3d 前食用自采蘑菇后逐渐出现恶心、干呕，伴腹痛、腰背酸痛、头痛，无呕血、腹泻、黑粪，无发热、寒战，无意识障碍等不适。患者妻子与其同食，亦出现呕吐等消化道症状。

【既往史】高血压病史 7 年，最高血压 160/90mmHg，平时服用"替米沙坦胶囊"治疗，自述血压控制可。否认糖尿病、心脑血管疾病史。

【个人史】无烟酒嗜好。

【婚育史】已婚，育有 1 女，家庭关系和睦。

【家族史】无特殊。

【体格检查】体温 36.6℃，脉搏 102 次/分，呼吸 18 次/分，血压 181/129mmHg。入院时神志清楚，精神可。全身浅表淋巴结未触及增大。皮肤、巩膜无黄染，结膜无充血。颈部软，双侧颈静脉无怒张，双侧甲状腺未触及增大。呼吸平稳，双肺呼吸音粗，未闻及干、湿啰音。心率 108 次/分，心律齐，未闻及明显病理性杂音。腹软，全腹轻压痛，未触及反跳痛，无肌抵抗，肝脾肋下未触及，移动性浊音阴性，肾区无叩痛。双下肢无水肿，四肢肌力Ⅴ级，膝腱反射正常，深浅感觉无异常，巴宾斯基（Babinski）征阴性。

【初步检查结果】①血实验室检查示：天冬氨酸氨基转移酶 177U/L，丙氨酸氨基转移酶 58U/L，肌酸激酶 5788U/L，肌酸激酶-MB 亚型 542U/L，血清肌钙蛋白 I 0.04ng/ml，总胆红素 21.4μmol/L，直接胆红素 9.2μmol/L。②心电图提示：窦性心动过速，左前分支传导阻滞，ST-T 改变（图 4-40）。③ CT 检查提示：颅脑缺血性改变，两侧基底节区脑梗死考虑，两侧外囊区陈旧性病灶；符合慢性支气管炎改变，两肺少许慢性炎症；两肺小结节，炎性改变考虑；肝胆胰脾双肾及盆腔 CT 平扫未见明显异常。④经胸超声心动图提示：升主动脉略增宽，二尖瓣轻度反流，余心脏结构及功能未见异常。

【初步诊断】①蘑菇类中毒；②肝功能不全；③横纹肌溶解症；④高血压病。

三、诊断思路

（一）病史小结

患者为老年男性，急性病程。临床表现主要以恶心、干呕伴腹痛等消化道症状为主，伴肌肉酸痛，同食者出现相似症状。既往高血压病史。查体可触及腹软，全腹轻压痛，未

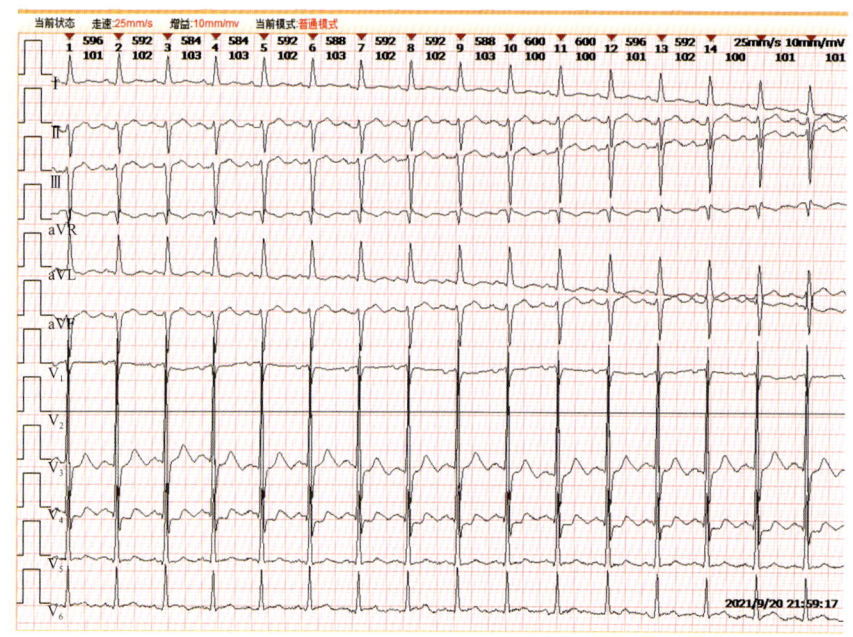

图 4-40　心电图提示：窦性心动过速，左前分支传导阻滞，ST-T 改变

触及反跳痛，无肌抵抗。入院时血化验提示肝功能不全，肌酸激酶增高，心电图、CT、超声心动图未见明显异常。

本患者有明确进食自采蘑菇史，并出现相应胃肠道症状，血化验提示肝功能及肌肉损害表现，需要和以下疾病加以鉴别。

1. 急性胃肠炎　多有不洁进食史，出现恶心呕吐、腹痛腹泻等症状，血常规、粪常规、腹部超声或 CT 可鉴别。

2. 细菌性痢疾　症状更为严重，常伴有发热、里急后重、脓血便等，粪检查可发现大量白细胞和脓细胞，细菌培养可检出痢疾杆菌。

（二）诊治经过

入院后完善检查，立即予血液灌流＋持续血液滤过清除毒素，同时给予肠道洗消、水化利尿、脏器保护、营养等对症支持治疗。

2021 年 9 月 21 日凌晨，患者的病情进一步恶化，出现呼吸肌乏力、排痰能力大幅下降等，给予紧急气管插管＋机械通气。复查血化验提示总胆红素 27.4μmol/L，直接胆红素 13.2μmol/L，天冬氨酸氨基转移酶 315U/L，丙氨酸氨基转移酶 89U/L，肌酸激酶 5494U/L，肌酸激酶 -MB 亚型 837U/L，血清肌钙蛋白 I 11.38ng/ml，脑利尿钠肽定量测定 7834ng/ml。复查心电图提示窦性心动过速，非特异性室内传导阻滞，ST-T 改变（其中下壁导联和 V_6 导联 ST 段类似弓背抬高）（图 4-41）。

心内科结合病史考虑蘑菇中毒所致心肌损害可能性大，完善冠状动脉 CTA 检查，提示左冠前降支近段附壁软斑块，局部管腔 20% 狭窄；左冠前降支远段心肌桥 - 壁冠状动脉形成，收缩期管腔轻度狭窄（图 4-42）。

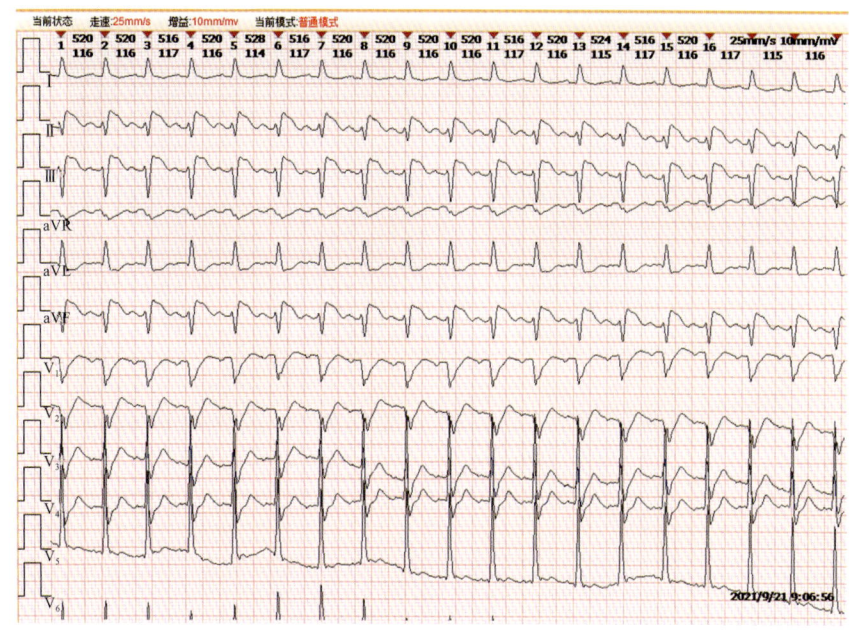

图 4-41 复查心电图（2021 年 9 月 21 日）

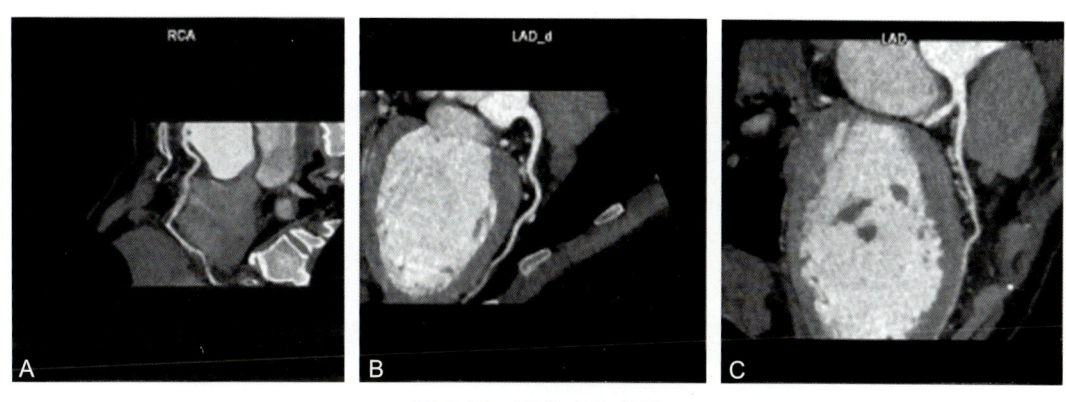

图 4-42 冠状动脉 CTA

A. 右冠状动脉及各大分支未见明显钙化；B. 左冠前降支近段附壁软斑块，局部管腔 20% 狭窄，左冠前降支远段心肌桥-壁冠状动脉形成，收缩期管腔轻度狭窄；C. 左冠状动脉回旋支未见明显钙化

2021 年 9 月 21 日约 10 时，患者突发无脉室性心动过速，立即予以心肺复苏，非同步双相波 150J 电除颤后恢复窦性心律，去甲肾上腺素 1μg/（kg·min）维持平均动脉压约 65mmHg。立即完善超声心动图，提示升主动脉增宽；二尖瓣、主动脉瓣少量反流；全心功能弥漫减低，LVEF 27%（图 4-43）。积极复苏后休克改善不明显，诊断为中毒所致暴发性心肌炎，因考虑蘑菇中毒无特定解毒剂，所以立即启动 VA-ECMO 体外生命支持治疗，左股静脉使用了 21F 的引流套管，在右股总动脉使用了 15F 的灌注套管和 6F 顺行灌注动脉鞘管，与此同时，乳酸水平上升到最高 8.4mmol/L，但随着 VA-ECMO 开始运行迅速恢复正常。

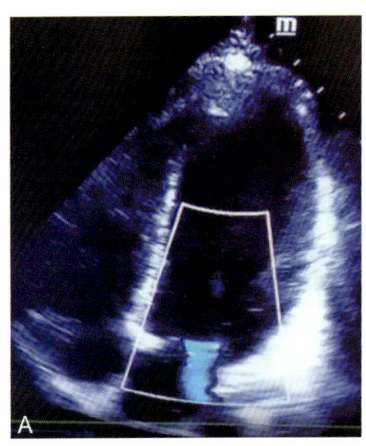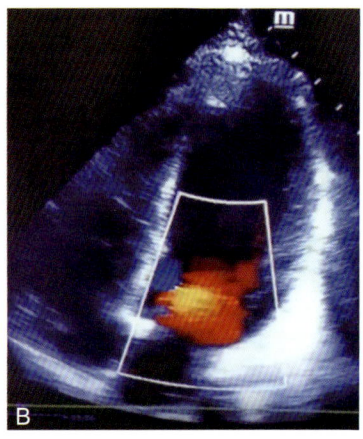

图 4-43　超声心动图（2021 年 9 月 21 日）

A. 二尖瓣少量反流；B. 二尖瓣舒张期前向血流；超声心动图提示全心功能弥漫减低，LVEF 27%

2021 年 9 月 22 日，患者血清肌钙蛋白 I 水平最大值达到 34.38ng/ml（正常范围 < 0.02ng/ml），脑利尿钠肽定量测定最大值达到 25 034ng/L（正常范围 < 900ng/L）。

2021 年 9 月 23 日，超声心动图显示左心室射血分数为 50%，无局部运动功能减退，无心包积液。因此，在 46h 的 VA-ECMO 支持后成功撤机。

2021 年 9 月 25 日，拔出气管插管恢复自主呼吸后，患者能完整回忆起发生的事情，没有神经功能缺损，神经元特异性烯醇化酶（neuron specific enolase，NSE）指标也在正常范围内，表明整个治疗期间患者不存在脑缺血。超声心动图显示心脏完全恢复，心腔直径正常，左心室射血分数正常 (60%)，LVOT VTI 19cm（图 4-44）。

2021 年 9 月 27 日，患者转至普通病房。3d 后，顺利出院。

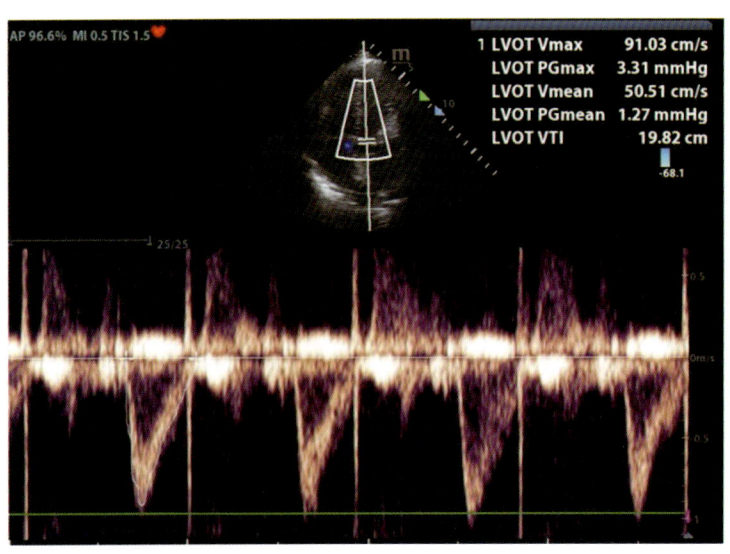

图 4-44　超声心动图（2021 年 9 月 25 日）显示心脏完全恢复，心腔直径正常，左心室射血分数正常 (60%)，LVOT VTI 19cm

【最终诊断】①蘑菇类中毒；②暴发性心肌炎；③心源性休克；④肝功能不全；⑤横纹肌溶解症；⑥高血压病。

四、学习讨论

急性中毒是指人体在短时间内接触毒物或食用超过中毒量的药物后，机体产生一系列病理生理变化及其临床表现。急性中毒病情复杂、变化急骤；严重者出现多器官功能的障碍或衰竭，甚至危及患者生命。

2021年全国死因监测系统显示，城市和农村损伤与中毒是继心脏病、恶性肿瘤、脑血管疾病、呼吸系统疾病后的第五大死亡原因，占总病死率的6.61%，但目前，我国尚缺乏大样本多中心的急性中毒流行病学的数据。急性中毒的毒种主要有药物、乙醇、一氧化碳、食物、农药、鼠药六大类，病死率为1.09%~7.34%。乙醇作为单项毒种在中毒物质中占第一位，主要集中在青壮年群体，男性明显多于女性。第二位是农药中毒，占急性中毒死亡的40.44%。药物中毒以治疗性用药为主，最常见的是苯二氮䓬类镇静催眠药。当然，食物中毒在急性中毒中仍占有重要位置。

在美国损伤相关疾病发病率和病死率中，中毒是第二大原因。2019年，美国毒物控制中心协会（American Association of Poison Control Centers，AAPCC）国家毒物数据系统（National Poison Data System，NPDS）报告的人类毒物学暴露病例超过210万，相关死亡2048人。在死亡病例中，大多数是药物所致，主要是镇痛药，其次是心血管药物、毒品、抗抑郁药和镇静药/抗精神病药物/催眠药。这些死亡病例中共有141例患者使用了ECMO。

ECMO应用于难治性休克、心搏骤停和严重呼吸衰竭的中毒患者的数量一直在增加。中毒暴露除了引起严重的肺损伤、呼吸衰竭外，还可能导致严重休克甚至心搏骤停。引起休克可能是由于心脏毒物（如β受体阻滞药、钙通道阻滞药）、具有钠通道阻滞性/膜稳定活性的药物（如Ⅰ类抗心律失常药），以及抗惊厥药、抗抑郁药、抗精神病药、抗组胺药和毒性生物碱对心肌直接效应所致。此外，一氧化碳、氰化物或杀虫剂（如虫螨腈、磷化铝）诱导的线粒体功能障碍也可能导致休克。通常毒性暴露引起的深度休克是短暂的，在中毒患者中应用ECMO的主要目的和潜在益处是在等待和促进器官恢复的同时临时提供循环或呼吸支持。ECMO不是中毒患者的一种特殊治疗方法，但可以为患者争取时间代谢和清除毒物，并恢复因接触毒物引起的急性器官损伤。

2003~2018年，国际体外生命支持组织（Extracorporeal Life Support Organization，ELSO）数据库中报告了104例使用VA-ECMO的成人中毒病例。大多数中毒性接触源于心血管药物（47.1%），其次是阿片类药物（8.7%）、可卡因（3.8%）和抗抑郁药（3.5%）。85%的患者在VA-ECMO开始前接受了至少两种血管升压药，其中33%的患者出现心搏骤停，其中47%存活。

代谢（pH、血清碳酸氢盐）和血流动力学（收缩压和舒张压、平均动脉压、外周血氧饱和度和混合静脉血氧饱和度）参数在ECMO后24h显著改善。一般ECMO运行的中位持续时间为68h，52.9%的患者存活出院。随着时间的推移，ECMO在中毒成人和儿童中的应用显著增加。

另一项NPDS的回顾性研究中，报告了2000～2018年所有因中毒而接受ECMO的共407例（332例成人和75例儿童）患者，51.5%的病例是单一毒素暴露。在成人中，最常见的毒性暴露是由于镇静/催眠药（26%），其次是抗抑郁药（25%）、钙通道阻滞药（19%）和阿片类药物（17%）。在12岁以上的患者中，72%的摄入是有意的，12岁及以下的患者占比不到10%。该研究报告总死亡率为30%，多毒素（31%）与单一毒素（28.1%）接触或成人（29.5%）与儿童（32%）接触的死亡率无差异。

亦有多项小型研究显示因中毒导致休克或心搏骤停而接受VA-ECMO的患者可能比其他病因（如急性冠脉综合征、心肌炎或PE）的预后更好。76%患者不仅存活率高，而且神经预后好、心脏功能恢复完全。

因此，在管理因中毒导致的难治性休克、心搏骤停或呼吸衰竭患者时，如果推测神经功能预后良好，则应考虑将ECMO视为恢复的桥梁。如果终末器官损伤确实不可逆，ECMO应用须绝对谨慎。如果毒物对单个可移植器官造成不可逆的器官损伤（如百草枯诱导的肺损伤），ECMO可被视为移植的桥梁。目前针对产生线粒体功能衰竭及影响红细胞携氧能力不能通过增强血流动力学或氧输送而改善预期的毒物（如虫满腈、硫化氢、氰化物），ECMO理论上无效。然而，也有几例关于这些情况下成功使用ECMO的报道（如一氧化碳、叠氮化物），因此需要更多的研究和经验。

五、经验总结

中毒在中国很常见，可导致严重休克、心搏骤停、呼吸衰竭甚至死亡，ECMO可以为这些患者提供血流动力学或呼吸支持。

ECMO应用于难治性休克、心搏骤停和严重呼吸衰竭的中毒患者具有潜在的益处。因此笔者建议，在伴有难治性休克的中毒患者中，应早期考虑VA-ECMO；在没有禁忌证的心搏骤停患者中，强烈考虑VA-ECMO；对伴有ARDS和严重呼吸衰竭的中毒患者，应考虑VV-ECMO。

最后，对于ECMO在中毒患者中的临床应用及其并发症，仍需要进一步的前瞻性研究。

（石永伟　潘建能）

病例2：特殊环境下的ECMO应用病例

一、导读

体外心肺复苏（ECPR）是VA-ECMO在心搏骤停期间的急救手段。当不能在及时、合理的时间内使脏器获得有效灌注、机体恢复自主心率获得有效循环时，它是对高质量常规CPR的补充治疗。目前院前心搏骤停的生存率较低，缩短心搏骤停和循环恢复之间的时间间隔可以改善心搏骤停患者的生存率与预后，因此要在院前环境中及时进行ECPR。本文介绍了 1 例在院前出现心源性猝死，现场行 VA-ECMO，入院后在 VA-ECMO 辅助下急诊行冠状动脉造影（coronary angiography，CAG）+ 经皮冠状动脉腔内成形术（percutaneous transluminal coronary angioplasty，PTCA）的患者，且预后良好。

二、病史资料

【基本信息】患者男，49 岁，于 2021 年 12 月 29 日入院。

【主诉】间断胸闷 1 年，意识丧失 3h。

【病史简介】患者 1 年前活动后出现胸闷、气喘。冠状动脉造影示，呈右优势型，左主干（left main coronary artery，LM）开口及体部 50% 狭窄，左前降支（left anterior descending branch，LAD）中段 40%～50% 狭窄，冠状动脉第二对角支（the second diagonal branch of the coronary arteries，D2）近段 50%～60% 狭窄，左回旋支（left circumflex artery，LCX）近段 30%～40% 狭窄，中远段 50%～60% 狭窄，冠状动脉钝缘支（the obtuse marginal branch of the coronary arteries，OM）开口约 90% 狭窄，右冠状动脉（right coronary artery，RCA）近段管壁不光滑，未见明显狭窄。造影后在医师建议下规律服药，病情有所好转。

2021 年 3 月 10 日患者症状加重，被当地医院诊断为急性非 ST 段抬高心肌梗死。复查 CAG 示，RCA 局部斑块，无明显狭窄，LM 开口及近段严重病变，95% 狭窄。术中出现冠状动脉痉挛、心搏骤停，积极行心肺复苏、IABP，于抢救状态下在 LM 处置入支架 1 枚。术后好转出院，长期规律服药。

自述近期偶有胸闷，休息后可缓解，但发作次数频繁。入院 3h 前（2021 年 12 月 29 日 8:35），患者在办公室突发意识丧失，同事现场予以心肺复苏。8:50am 120 急救到达现场，予以电除颤 3 次，患者恢复自主心率，但意识未恢复。9:50am 专业团队现场行 VA-ECMO。顺利上机后，转运至医院进入心脏监护病房（cardiac care unit，CCU）。

【既往史】高血压病，冠心病，长期规律服用药物，自述血压控制可。

【个人史】吸烟 20 余年，20 支/天，长期饮酒史。

【体格检查】入院时患者血压 98/88mmHg，心率 105 次/分，体温 35.5℃，右手指氧饱和度 95%，VA-ECMO 支持，气管插管，呼吸机辅助通气，双侧瞳孔等大（1mm），对光反射迟钝，双肺闻及弥漫性湿啰音，心律齐，腹软，其余查体不配合。

【院前信息】追问病史，患者是同事目击下出现意识丧失，同事立即予以心肺复苏，直至 120 抵达现场，急救人员电除颤 3 次后，患者恢复自主心率。期间，患者应属于难治性心搏骤停，从 8:35 到 9:00 无灌流时间为 0，低灌注时间约为 25min。

【辅助检查】入院后急查心肌梗死三项：肌红蛋白（myoglobin，MYO）> 500ng/ml、心肌肌钙蛋白 I（cardiac troponin I，cTnI）1.50ng/ml、肌酸激酶同工酶（creatine kinase isoenzymes，CK-MB）30.2ng/ml。床旁 X 线胸片示：双肺纹理增多模糊；心影稍大；IABP 术后。床旁超声心动图提示：EF 11%，每搏输出量 10ml，左心室壁运动普遍减低，二尖瓣反流（轻度），左心室收缩功能减低。心电图提示：窦性心动过速，偶发室性期前收缩，V_1～V_6 导联 ST 段压低（图 4-45）。心搏呼吸骤停后 5h 急诊行"CAG+PTCA"，提示左主干支架通畅；左回旋支纤细，开口狭窄70%～80%；左前降支近端几乎闭塞。用2.5mm× 20mm球囊扩张后，TIMI[1] 3级（图4-46）。

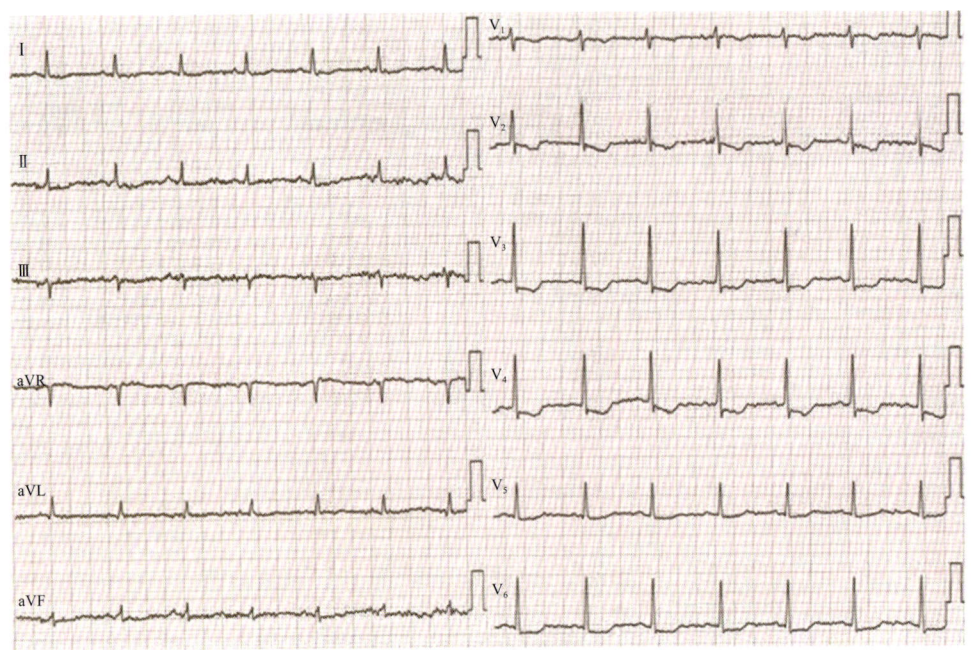

图4-45 入院后第1份心电图（心搏骤停复苏后约3h）

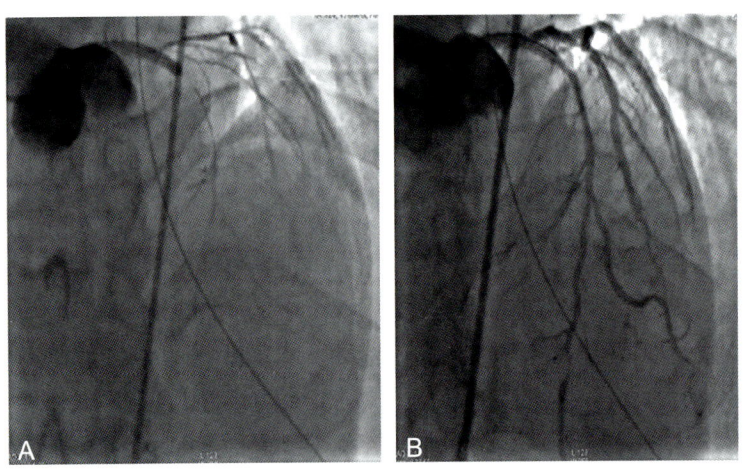

图4-46 急诊CAG影像

A. 左主干支架通畅；左回旋支纤细，开口狭窄70%～80%；左前降支近端几乎闭塞。B. 用2.5mm× 20mm球囊扩张后，TIMI 3级

---

[1] TIMI分级标准，主要用于评估冠状动脉的血流情况，分为4个等级。0级：冠状动脉完全闭塞，远端无造影剂通过。1级：少量造影剂通过血管阻塞处，但远端动脉不显影。2级：冠状动脉狭窄远端可完全显影，但显影速度较正常冠状动脉慢。3级：冠状动脉远端完全且迅速显影，与正常冠状动脉相同。

【入院诊断】①冠状动脉粥样硬化性心脏病、急性冠脉综合征、心源性休克、陈旧性心肌梗死、冠状动脉痉挛、冠状动脉支架置入后状态；②呼吸心搏骤停、心脏停搏复苏成功；③电除颤史；④ Killip[1] Ⅳ级。

三、诊断思路

【病史小结】①中年男性，既往心肌梗死，冠状动脉支架置入术后；②近期胸闷频发，休息后可缓解，突发意识丧失，心搏呼吸骤停；③入院后完善心电图、血化验及冠状动脉造影检查提示左前降支闭塞。

【鉴别诊断】①脑血管意外：患者既往长期高血压，存在危险因素，需进一步行头颅CT及颅内血管造影检查进行鉴别。②主动脉夹层：患者既往高血压，冠状动脉支架置入术后，长期口服双抗药物，需进一步行主动脉CTA检查，进行鉴别。③肺栓塞：主要表现为呼吸困难，但也可伴有胸痛。吸气时胸痛加重，可闻及胸膜摩擦音等特点，需与心绞痛相鉴别。此患者以胸闷为主，休息后可缓解，D-二聚体轻微升高，暂不考虑。

四、诊疗经过

2021年12月9日至2022年1月3日，患者处于昏迷状态，机械循环辅助。监测超声心动图（表4-2），患者2021年12月30日检查，EF 37%，每搏输出量31ml；2022年1月3日检查，EF 57%，每搏输出量43ml，心肌收缩力良好，血压、心率正常，动脉血气正常，逐步减少ECMO辅助，观察上述指标无明显变化。

2022年1月3日撤除ECMO辅助。2022年1月4日患者神志转清，超声心动图提示，EF 61%，暂停IABP后血压、心率无明显变化。

2022年1月4日撤除IABP辅助。1月5日拔除气管插管、撤除呼吸机辅助，超声心动图提示，EF 59%，静息状态下左心室壁运动未见明显异常，左心室舒张功能减低。患者神志清楚，精神好，血压、心率正常，握手有力，咳嗽反射正常，漏气试验阳性，动脉血气正常，试脱机后上述各项指征无明显变化。

2022年1月11由CCU转入普通病房继续治疗。1月24日复查CAG，提示右冠状动脉中段狭窄30%～40%。左主干支架通畅；左回旋支开口狭窄约70%；左前降支全程散在斑块，狭窄最重30%～40%（图4-47）。同时行冠状动脉光学相干断层扫描（optical coherence tomography，OCT），提示前降支支架远端，可见内膜厚，局部斑块形成，5～12点钟位可见脂质成分较多斑块；前降支近支架处；约7点钟位，可见斑块破溃和膜片；前降支支架内；支架内可见明显增生和斑块，约5点钟位可见斑块破溃和膜片（图4-48）。

---

[1] Killip分级，是用于评估急性心肌梗死患者心功能状态和预后的临床工具，分为四级。Ⅰ级（无心力衰竭体征）：无肺部啰音，无第三心音。Ⅱ级（轻-中度心力衰竭）：肺部啰音范围<50%肺野，可伴S3奔马律或颈静脉怒张。Ⅲ级（急性肺水肿）：肺部啰音范围>50%肺野，呼吸急促，低氧血症（SpO_2<90%）。Ⅳ级（心源性休克）：收缩压<90mmHg，四肢湿冷，少尿（<20ml/h），意识障碍。

表 4-2　2021 年 12 月 29 日至 2022 年 1 月 12 日动态监测超声心动图

日期	射血分数（%）	缩短分数（%）	每搏输出量（ml）	ECMO	IABP	呼吸机	NIHSS
2021.12.29	11	10	5	ECMO	IABP	呼吸机	GCS
2021.12.30	37	31	18	ECMO	IABP	呼吸机	GCS
2022.01.01	52	33	27	ECMO	IABP	呼吸机	GCS
2022.01.03	57	43	31	ECMO	IABP	呼吸机	25
2022.01.04	61	53	32		IABP	呼吸机	11
2022.01.05	59	55	30			呼吸机	8
2022.01.12	55	53	28				0

NIHSS. 美国国立卫生研究院卒中量表；GCS. 默认昏迷评分。

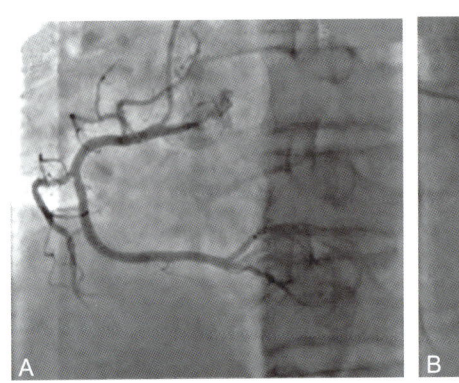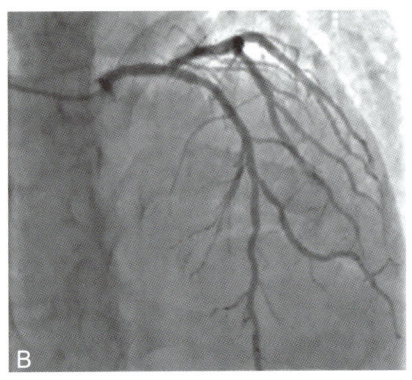

图 4-47　心搏呼吸骤停 PTCA 术后第 26 天冠状动脉造影图

A. 右冠状动脉中段狭窄 30%～40%；B. 左主干支架通畅；左回旋支开口狭窄约 70%；左前降支全程散在斑块，狭窄最重 30%～40%

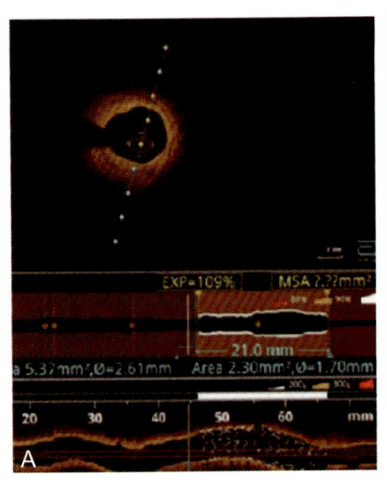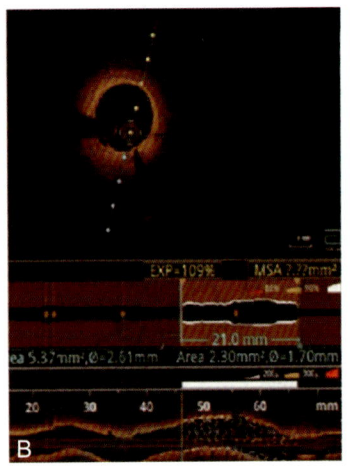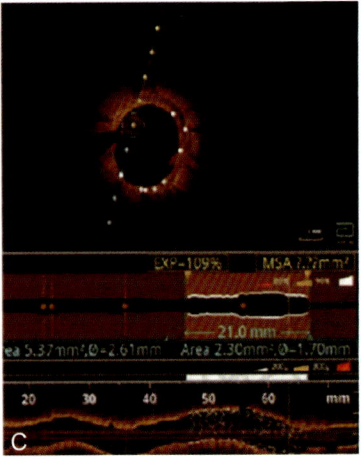

图 4-48　OCT 扫描结果

A. 前降支支架远端，可见内膜厚，局部斑块形成，5～12 点钟位可见脂质成分较多斑块；B. 前降支近支架处约 7 点钟位，可见斑块破溃和膜片；C. 前降支支架内，可见明显增生和斑块，约 5 点钟位可见斑块破溃和膜片

患者于 2022 年 1 月 28 日好转出院，出院前患者神志清楚，精神好，活动耐量可（6min 步行试验距离 660m），饮食睡眠好，无神经系统后遗症。

五、学习总结

此患者有较好的预后，与发病时及时进行高效心肺复苏和 VA-ECMO 的支持密不可分。据相关数据统计，不同国家和队列之间院外心搏骤停患者的存活率差异很大，0～18%，平均为 8%，而院内心搏骤停的存活率为 15%～34%。影响存活率的主要因素之一是心搏骤停与自主循环恢复之间的延迟时间。传统心肺复苏时间为 15～20min，神经功能良好的存活概率约为 2%，心排血量仅能达到原生心排血量的 25%～30%，导致组织逐渐缺氧，最终乃至死亡。

循环不足的心肺复苏持续时间被称为低流量持续时间。快速恢复重要器官的灌注和供氧对心搏骤停后患者的生存链和生活质量起着至关重要的作用。ECPR 可确保没有自主循环恢复（return of spontaneous circulation，ROSC）的患者获得足够的器官灌注，包括大脑、心脏等。如果我们解决了低流量期间预后的渐进恶化问题，那么就可以解决导致心搏骤停的原因。

ECPR 对于患者的选择有着特殊性，复杂性。现在临床上使用的是 ELSO 提出的纳入标准（表 4-3）。相关因素包括目击心搏骤停、旁观者心肺复苏、初始心律、医疗状况和预期寿命等。

表 4-3　ELSO 提出的潜在 ECPR 纳入标准

ECPR 的 Go 标准
√年龄 < 70 岁
√旁观者心肺复苏
√从骤停到心肺复苏的时间（"无灌流间隔"）< 5min(即旁观者心肺复苏)
√心室颤动 / 无脉性室性心动过速 / 无脉性电活动的初始心律
√从骤停到开始 ECMO 转机的时间（"低灌流间隔"）< 60min
√ECMO 之前的传统心肺复苏期间呼气末二氧化碳（end-expiratory carbon dioxide，$ETCO_2$）> 10mmHg（13kPa）
√间歇性 ROSC 或复发性心室颤动
√心肺复苏过程中生命迹象的存在可以预测生存
√不存在已知的限制生命的合并症（例如终末期心力衰竭、慢性阻塞性肺疾病、终末期肾衰竭、肝衰竭、末期疾病）并且与患者的治疗目标保持一致
√无已知的明显主动脉瓣关闭不全（> 应排除轻度主动脉瓣关闭不全）

ECPR 后的生存率不仅受到复苏持续时间和事件情况的影响，还受到患者年龄和既往医疗状况的显著影响。最近一项利用全球体外生命支持组织登记处数据进行的调查显示，从 40 岁开始，死亡风险显著上升，这与预期时间有所不同，强调了与患者选择相关的挑战。而院前的 ECPR 患者选择更为复杂与特殊，由于现场环境情况不明确，患者既往病情无法准确详细获得，旁观者或者家属是否能提供准确信息，对于患者的生存预期及预后情况的

接受程度不同，以及对 ECMO 费用的承担能力不同等都是对能否积极启动院外 ECPR 的阻力因素。

当出现 1 例合适的院外 ECPR 患者，如何缩短低灌流时间成为重中之重。根据数据统计，神经系统的预后及最终存活率会随着传统心肺复苏的延长而降低，这可以说明低灌流持续时间是最关键的决定因素，几乎显示出线性的关系。形成临床普遍接受的形式，即 ECPR 应尽早进行，最好在"黄金时段"内进行，以减少低灌流并改善结果。

认识到短期低灌流的重要性，如何有效开展 ECPR 计划的重点是改进流程，以最大限度地减少低灌流。在最近发表的 Inception 研究中，以其与现实世界的高度相关性而著称，该研究计算从到达医院到开始插管的中位间隔为 16min [四分位距（interquartile range，IQR）11～22min]，插管持续时间为 20min（IQR 11～25min）。从中可以发现，一个训练有素的 ECMO 团队，在开始置管至顺利转机的时间是相对稳定的。但对于院前的 ECPR 来说，有两个重要的因素会影响低灌流时间，并且容易实时变化不可控，即现场花费时间及转运时间。因此，建立从传统心肺复苏到 ECPR 的快速过渡需要克服后勤方面的挑战，这样才能尽量减少低灌流持续时间。

如何定义难治性心搏骤停，以及传统心肺复苏过渡至 ECPR 黄金时间存在争议，过早地进行 ECPR 可以很直观地来缩短低灌流持续时间，然而，也可能使患者接受不必要的高侵入性治疗。来自美国的数据表明，15～20min 的传统心肺复苏"就地抢救"策略是没有任何好处，然而，在持续复苏的同时运送患者，存活率会提高，这些观察结果和建议与从传统心肺复苏过渡到 ECPR 的 12min 阈值的研究相一致。

综上所述，院前 ECPR 存在许多潜在的复杂性障碍，如病例的选择、如何快速地启动、人员的转运模式（患者及 ECMO 团队）、转运的路线等，都需要后期结合当地医疗情况及交通情况，进行个体化的制订。

（李慧萍　余越洲）

病例 3：VV-ECMO 成功救治钩端螺旋体病例

一、导读

钩端螺旋体病是由钩端螺旋体引起的人畜共患传染病。钩端螺旋体感染的临床表现广泛，可从亚临床或轻度疾病发展到暴发性危及生命，但症状又是非特异性的，通常包括发热、头痛和肌肉痛，有时以出血或脑膜炎为首发症状。该疾病的平均死亡率为 6.85%。然而，一旦并发 ARDS 继发肺出血，由于缺乏有效治疗，死亡率可高达 51%～100%。本文介绍了 1 例应用 VV-ECMO 成功救治重症肺出血型钩端螺旋体病继发心搏骤停的患者。

二、病史资料

【基本信息】患者男，49 岁，身高 170cm，体重 48kg，自由职业者，2019 年 9 月 23 日入院。

【主诉】咳嗽咳痰伴发热4d。

【病史简介】患者于4d前受凉后出现咳嗽咳痰,咳嗽呈阵发性,痰为白色黏液痰,量不多,不易咳出,伴咽痛不适,伴发热,体温最高达39.2℃,伴畏寒寒战,四肢关节肿痛。4d以来患者咳嗽咳痰持续存在,偶有痰中带鲜红色血丝,量不多,无咯血,出现活动后胸闷,其余症状基本同前。

【既往史】既往体健,否认高血压、糖尿病、心脑血管意外等病史。

【个人史】吸烟10年余,40支/天;饮酒10余年,白酒150g/d。

【婚育史】已婚,育有1子。

【家族史】无特殊。

【体格检查】体温37.5℃,脉搏105次/分,呼吸18次/分,血压70/46mmHg。神志清楚。颈软,甲状腺不大;双肺呼吸音粗,可闻及湿啰音;心界无扩大,律齐,心脏各瓣膜听诊区未闻及杂音;腹平软,无压痛及反跳痛,肝脾肋下未触及,双下肢无水肿。生理反射存在,病理反射未引出。

【初步检查结果】血化验示:白细胞计数 $9.6\times10^9/L$,血红蛋白117g/L,血小板计数 $96\times10^9/L$,CRP 90.87mg/L,PCT 4pg/ml。血气分析显示pH 7.43,PaO_2 119mmHg,$PaCO_2$ 38mmHg。尿常规、粪便常规、粪便隐血、肝肾功能、电解质、血糖、凝血功能、D-二聚体、血清肌钙蛋白I正常。胸部CT:两肺感染(图4-49)。

【初步诊断】①肺炎;②感染性休克。

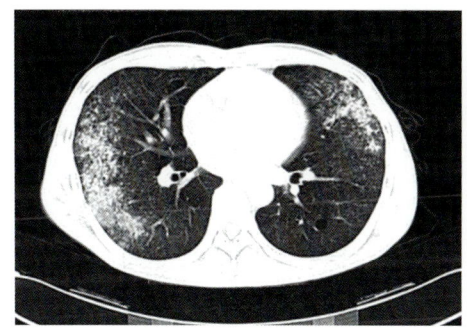 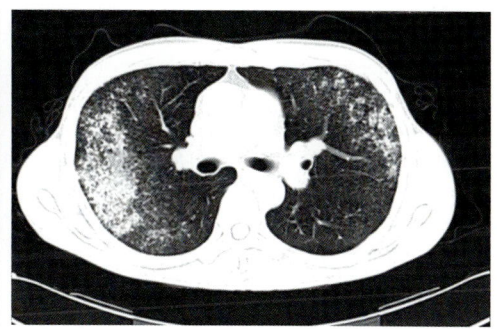

图4-49 入院当天的胸部CT

三、诊断思路

【病史小结】①中年男性,急性起病;②临床上主要表现为咳嗽咳痰伴发热,活动后胸闷;③查体可闻及两肺湿啰音,血压低;④入院血化验CRP 90.87mg/L,PCT 4pg/ml;⑤入院胸部CT示两肺呈渗出性病变,右肺表现明显。

【鉴别诊断】本患者为中年男性,症状主要为咳嗽咳痰伴发热,血常规检验提示炎症指标高,查体发现患者两肺湿啰音,血压低,胸部CT两肺呈渗出性病变,右肺表现明显。综合其病史特点,该患者符合肺炎特点,但许多疾病可导致肺炎类似症状,需要与以下疾病相鉴别。①肺结核:长期反复咳嗽咳痰,甚至咯血,仔细询问病史可追溯到结核病史,同时此类患者多有明显结核中毒症状,如低热、乏力、盗汗、食欲缺乏、消瘦。胸部CT检查、痰查抗酸杆菌检查亦有助于鉴别。②肺脓肿:原发性肺脓肿起病急,中毒症状明显,常有寒战、高热、咳嗽、大量脓臭痰。胸部CT检查可发现多发类圆形的厚壁脓腔,腔内有液平面。该患者胸部CT未见脓腔,暂不考虑本病诊断。

四、诊疗经过

入院第1天,入院后给予哌拉西林他唑巴坦钠(每次4.5g,每8小时1次)静脉滴注抗感染,甲泼尼龙40mg静脉注射减轻炎症反应,并给予鼻导管吸氧5L/min。4h后患者病情恶化,体温升至39℃,心率150次/分,呼吸频率26次/分,血压85/55mmHg,呼吸短促,经鼻导管吸氧的SpO_2水平降至70%,改文丘里面罩吸氧后SpO_2升至86%,但仍存在呼吸急促。随后患者转到重症监护病房进行充分的液体复苏并采集血培养。

入院第2天,患者出现咯血,SpO_2降至67%,PaO_2为43mmHg,血压为96/56mmHg,双肺湿啰音明显增多。因患者在无创机械通气下SpO_2水平难以维持在正常范围内,给予气管插管,机械辅助通气。在气管插管过程中,气道出现大量血性分泌物,患者心率迅速降至40次/分,颈动脉搏动无法触及,立即实施心肺复苏。心肺复苏1min后,患者自主循环恢复。

入院第3天,患者气管插管后经充分镇静镇痛仍有躁动和呼吸窘迫,呼吸机提供小潮气量辅助通气下呼吸频率为50~60次/分,SpO_2为80%;血气分析显示pH 7.19,$PaCO_2$ 65mmHg,PaO_2 6mmHg,血红蛋白浓度为68g/L;脉搏指示连续心输出量监测(pulse indicator continous cadiac output,PiCCO)显示血管外肺水指数(extravascular lung water index,EVLWI)36.9ml/kg(正常范围是3.0~7.0),肺血管通透性指数(pulmonary vascular permeability index,PVPI)6.0(正常范围是1.0~3.0);纤维支气管镜检查提示气道弥漫性出血,给予收集肺泡灌洗液行二代基因测序,这些辅助检查表示虽然患者的心脏功能正常,但肺通透性增加,肺血管外积液增多,表现出明显的肺出血和急性呼吸窘迫综合征。经笔者所在医院心内科、胸外科、ICU、呼吸科等专家讨论,决定启动VV-ECMO,流速为4.5L/min,维持3d,期间通过肝素输注维持部分凝血活酶时间(partial thromboplastin time,PTT)为40~50s,每4小时监测1次PTT,避免加重肺出血。暂不考虑社区获得性肺炎,因此继续予"哌拉西林他唑巴坦(每次4.5g,每8小时1次)联合阿奇霉素(每次0.5g,每天1次)静脉滴注抗感染治疗,并给予甲泼尼龙(每次80mg,每12小时1次)静脉滴注减轻炎症反应。

入院第4天,患者血红蛋白浓度持续下降,给予输注3U红细胞悬液后复查只有61g/L,同时血小板计数降至$57×10^9/L$,给予再次输注6U红细胞悬液纠正贫血,10U血小板补充血小板和600ml新鲜冰冻血浆补充凝血因子。实验室检查显示PCT水平增加至77ng/ml,考虑感染加重,升级抗生素为美罗培南(每次0.5g,每6小时1次,静脉注射)。

入院第5天,患者肺泡灌洗液第二代基因测序显示钩端螺旋体阳性。加用青霉素80万U(首剂40万U)每8小时1次静脉滴注抗感染治疗。

入院第 8 天，患者胸部 X 线片明显改善（图 4-50），呼吸循环稳定，给予 ECMO 撤机。

患者入院第 11 天，给予拔除气管插管，改面罩吸氧。第 12 天转至普通病房治疗。第 23 天，外送酶联免疫吸附试验检测到免疫球蛋白 M（IgM）滴度为 1∶1280 的钩端螺旋体血清学结果呈强阳性。第 29 天患者出院。

【最终诊断】①肺出血型钩端螺旋体病；②重症肺炎；③重症急性呼吸窘迫综合征；④感染性休克；⑤贫血。

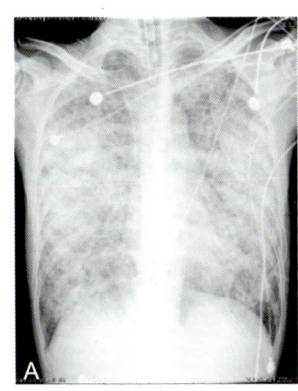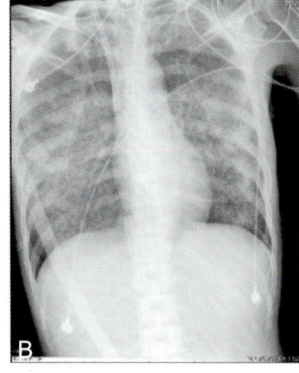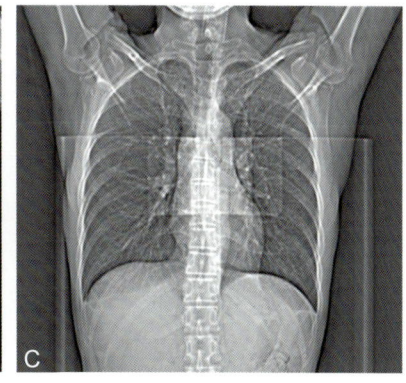

图 4-50　X 线胸片变化情况

A. ECMO 治疗前胸部 X 线片示双肺弥漫性渗出；B. ECMO 治疗第 6 天胸部 X 线片示双肺弥漫性渗出物较入院时明显被吸收；C. ECMO 下机后第 9 天胸部 X 线片示肺炎被完全吸收

五、学习讨论

（一）钩端螺旋体病的历史

钩端螺旋体病是广泛流行的一种动物传播性传染病。从 20 世纪 60 年代中期到 70 年代初，发生了 4 次大流行。20 世纪 70 年代中期以后，钩端螺旋体病的发病率逐年下降。自 2000 年以来，全省年发病率已降至 0.2/10 万以下。

（二）钩端螺旋体的分类

钩端螺旋体是独立生存的好氧螺旋体，具有特征性的钩状末端，长度为 6～20μm，直径约为 0.1μm。钩端螺旋体的表面结构由胞质膜、肽聚糖外细胞壁，以及脂质双分子层组成的外膜鞘共同组成，因此兼具革兰阴性菌和革兰阳性菌的特征。

其分类学较为复杂，只有某些菌株会在哺乳动物宿主中引发疾病。传统上，钩端螺旋体属被分为两个种，即致病菌株全部归为问号钩端螺旋体和腐生菌株全部归为双曲钩端螺旋体。目前，钩端螺旋体是根据基因型和血清型分类：①基于基因型分类，共有 21 个种，其中 9 个是致病种，5 个是中间种，其余为非致病菌株，大多数致病菌株都归入问号钩端螺旋体群。②血清型和血清群是根据血清学检测来分类的。已鉴定出约 240 种血清型，这些血清型被归入几个血清群，其中只有少数是致病的。具有相似基因的菌株可能出现在不同的血清群中，而属于同一血清群的血清型在基因上可能差异很大。

（三）钩端螺旋体病的流行病学及传播

钩端螺旋体病在热带地区非常普遍，浙江省主要集中在浙中及浙南的山区。钩端螺旋体病流行高峰发生在夏季和秋季，潜伏期通常为 7～14d。几乎所有哺乳动物都可成为钩端螺旋体病的携带者，通过在肾小管近端中携带并排出病原体致病。

鼠类是导致人类感染钩端螺旋体病的最重要携带者，因为鼠类在人类居住环境附近普遍存在，而且其在初次感染后数月仍能排出高浓度的病原体。人类最常见的感染途径是皮肤和黏膜擦伤后接触到被感染鼠类排出的尿液污染的水。

（四）钩端螺旋体病的临床表现及机制

钩端螺旋体病的临床表现多种多样，包括发热、黄疸和急性肾损伤。20%～70% 的患者出现肺部表现，但常被其他症状所掩盖。肺出血是钩端螺旋体病的严重并发症，严重肺出血是钩端螺旋体病相关死亡的主要原因，表现为广泛的间质和肺泡出血、肺充血和肺水肿，通常发生在 4～6d，具体机制尚不清楚。肺泡中积存的血性液体可导致气道阻塞、通气血流障碍和急性气体交换障碍，引起患者出现严重的呼吸困难，尽管及时启动常规机械通气，但低氧血症仍可能难以纠正且死亡率高。根据 Croda 等的研究，免疫球蛋白 [免疫球蛋白 A（IgA）、免疫球蛋白 G（IgG）和 IgM] 和补体在肺泡表面的线性沉积可能在发病机制中起作用。研究人员推测，首次使用抗生素后的 Jarisch-Herxheimer 反应（JHR 反应）可能是疾病进展的主要原因，尤其会加重肺出血。

（五）钩端螺旋体病的诊断

钩端螺旋体病的诊断主要基于有提示性的临床特征及风险暴露史。对于任何有风险暴露史且出现以下症状之一的患者，都应怀疑钩端螺旋体病，如头痛、肌痛、虚脱、黄疸、结膜充血、少尿、脑膜刺激征、出血、心力衰竭或心律失常症状、咳嗽、呼吸困难、皮疹或任何其他器官受累或功能障碍的证据。

钩端螺旋体病的诊断金标准是血培养，需要在发病的第 1 周采集样本，但阳性率低且操作复杂，一般用于鉴定血清型及确定抗生素敏感性。

基因测序及聚合酶链式反应有助于早期诊断（急性病程的第 1 周），敏感度和特异度高，有助于基因组分类。通常在发病后 6～10d 可检测到钩端螺旋体抗体，并在 3～4 周达到峰值。

抗体检测，如 IgM 酶联免疫吸附测定，相较于急性期，在恢复期具有较高的敏感度和特异度，可用于属或血清群的鉴定。

（六）钩端螺旋体病的治疗

对于轻症的钩端螺旋体病可用多西环素治疗，对于有器官受累或有并发症的患者需住院静脉注射青霉素 G 或头孢曲松，青霉素或头孢菌素过敏者，可使用多西环素或大环内酯类（阿奇霉素或克拉霉素）。虽然有研究尝试用大剂量激素、血浆置换、止血药物、高频振荡通气等方法治疗此病，但证据质量低。

近些年来，使用 ECMO 治疗钩端螺旋体病患者合并重度肺出血所致急性呼吸窘迫综合征的案例逐渐增多。当使用机械通气无法维持氧合时，可以考虑使用 ECMO。但关于为避免栓塞事件所需的高强度抗凝是否会加重肺出血问题,特别是在维持 ECMO 时,缺乏确凿的证据,是目前值得关注的问题。

总而言之,支持性治疗和抗生素仍然是钩端螺旋体病的主要治疗手段,目前尚无特异性疗法。

六、经验总结

综上所述,肺出血是钩端螺旋体病的严重并发症,肺泡灌洗液基因测序能有效诊断该病,从而避免漏诊。该病的死亡率高,目前的治疗方案仍是支持性治疗及抗生素应用,缺乏特异性疗法。随着 ECMO 成功治疗的报道越来越多,该方法可能是降低钩端螺旋体病相关死亡率的有效措施,但其有效性仍需进一步论证。

(王华军　汪卫栋)

参考文献

急性敌草快中毒诊断与治疗专家共识组,2020. 急性敌草快中毒诊断与治疗专家共识[J]. 中华急诊医学杂志,29(10)1282-1289

李慧萍,杨威,张静,等,2022. 院前急救应用体外膜肺氧合成功抢救心脏性猝死一例[J]. 中华心力衰竭和心肌病杂志,6(2):154-160

闵苏,敖虎山,2020. 不同情况下成人体外膜肺氧合临床应用专家共识(2020 版)[J]. 中国循环杂志,35(11):1052-1063

童洪杰,邓鸿胜,彭伟,等,2024. 成人体外膜氧合辅助期间感染防控专家共识[J]. 中国循环杂志,39(3):209-216

许珊,黄建荣,2021. 血液净化技术在感染性疾病治疗中的应用[J]. 国际流行病学传染病学杂志,48(6):484-488

张蓝予,秦春妮,张黔,等,2020. 体外膜氧合在肺损伤治疗中的应用[J]. 中国体外循环杂志,18(6):328-332

中国医师协会急诊医师分会,中国医师协会急救复苏和灾难医学专业委员会,中国急诊专科医联体,等,2022. 急性乌头类生物碱中毒诊治专家共识[J]. 中华急诊医学杂志,31(3):291-296

中华医学会急诊医学分会中毒学组,中国医师协会急诊医师分会,中国毒理学会中毒与救治专业委员会,等,2020. 中国含鹅膏毒肽蘑菇中毒临床诊断治疗专家共识[J]. 中华急诊医学杂志,29(2):171-179

Albes M, Karatolios K, Baldan B, et al. 2023. Comparative analysis of therapeutic strategies in post-cardiotomy cardioge nic shock: Insight into a high-volume cardiac surgery center[J]. Journal of Clinical Medicine, 13(7):2118

Bai Z, Wang L, Yu B, et al. 2024. The success rate of cardiopulmonary resuscitation and its correlated factors in patients with emergency prehospital cardiac arrest[J]. Biotechnol Genet Eng Rev, 40(3):2720-2729

Biancari F, Perrotti A, Ruggieri V, et al. 2022. Five-year survival after post-cardiotomy veno-arterial extracorporeal membrane oxygenation[J]. European Heart Journal. Acute Cardiovascular Care, 11(1):29-39

Bunge J, Mariani S, Meuwese C, et al. 2024. Characteristics and outcomes of prolonged venoarterial extracorporeal membrane oxygenation after cardiac surgery: The post-cardiotomy extracorporeal life support (PELS-1) cohort study[J]. Critical Care Medicine, 52(10):e490-e502

Cho H, Choi I, Kwak Y, et al. 2022. The Outcome of post-cardiotomy extracorporeal membrane oxygenation in neonates and pediatric patients: A systematic review and meta-analysis[J]. Frontiers in Pediatrics,

(10):869283

Chou HW, Wang CH, Lin LY, et al. 2020. Prognostic factors for heart recovery in adult patients with acute fulminant myocarditis and cardiogenic shock supported with extracorporeal membrane oxygenation[J]. J Crit Care, (57):214-219

Cole JB, Olives TD, Ulici A, et al. 2020. Extracorporeal membrane oxygenation for poisonings reported to U. S. poison centers from 2000 to 2018: An analysis of the national poison data system[J]. Crit Care Med, 48(8):1111-1119

Crawford L, Marathe S, Betts K, et al. 2024. Early outcomes after post-cardiotomy extracorporeal membrane oxygenation in paediatric patients: a contemporary, binational cohort study[J]. European Journal of Cardio-Thoracic Surgery, 65(4):ezae124

De Paulis S, Cavaliere F, 2022. Anticoagulation management in high bleeding-risk ECMO in adults[J]. Front Cardiovasc Med, (9):884063

Diago-Muñoz D, Martínez-Varea A, Pérez-Sancho E, et al. 2023. Severe COVID-19 infection during pregnancy requiring ECMO: Case report and review of the literature[J]. J Pers Med, 13(2):263

Du L, Zhu L, Shi Y, et al. 2022. Femoral artery variation was found during V-A ECMO catheterization[J]. J Cardiothorac Surg, 17(1):220

Gregers E, Linde L, Kunkel JB, et al. 2024. Health-related quality of life and cognitive function after out-of-hospital cardiac arrest; a comparison of prehospital return-of-spontaneous circulation and refractory arrest managed with extracorporeal cardiopulmonary resuscitation[J]. Resuscitation, (197):110-151

Harky A, Chan J, MacCarthy-Ofosu B, 2020. The future of stenting in patients with type A aortic dissection: a systematic review[J]. J Int Med Res, 48(1):300060519871372

Honore PM, Barreto Gutierrez L, Kugener L, et al. 2020. Risk of harlequin syndrome during bi-femoral peripheral VA-ECMO: should we pay more attention to the watershed or try to change the venous cannulation site[J]. Crit Care, 24(1):450

Ijsselstijn H, Schiller RM, Holder C, et al. 2021. Extracorporeal life support organization (ELSO) guidelines for follow-up after neonatal and pediatric extracorporeal membrane oxygenation[J]. ASAIO J, 67(9):955-963

Jones D, Daglish FM, Tanner BM, et al. 2024. A review of pre-hospital extracorporeal cardiopulmonary resuscitation and its potential application in the North East of England[J]. Int J Emerg Med, 17(1):7

Kakuturu J, Dhamija A, Chan E, et al. 2023. Mortality and cost of post-cardiotomy extracorporeal support in the United States[J]. Perfusion, 38(1):64-70

Karami M, Mandigers L, Miranda DDR, et al. 2021. Survival of patients with acute pulmonary embolism treated with venoarterial extracorporeal membrane oxygenation: a systematic review and meta-analysis[J]. Crit Care, (64):245-254

Kociol RD, Cooper LT, Fang JC, et al. 2020. American heart association heart failure and transplantation committee of the council on clinical cardiology. Recognition and initial management of fulminant myocarditis:A scientific statement from the american heart association[J]. Circulation, 141(6):e69-e92

Kruit N, Rattan N, Tian D, et al. 2023. Prehospital extracorporeal cardiopulmonary resuscitation for out-of-hospital cardiac arrest:A systematic review and meta-analysis[J]. J Cardiothorac Vasc Anesth, 37(5):748-754

Leivaditis V, Papatriantafyllou A, Khokhar S, et al. 2023. Successful prehospital extracorporeal cardiopulmonary resuscitation: A comprehensive case report and analysis of the current experience and knowledge[J]. Cureus, 15(12):e49975

Li H, Hu B, Zhang Y, et al. 2020. "Extracorporeal membrane oxygenation for severe acute respiratory distress syndrome: a systematic review and meta-analysis"[J]. Critical Care Medicine, 48(6):e437-e444

Lüsebrink E, Zimmer S, Schrage B, et al. 2022. Intracranial haemorrhage in adult patients on venoarterial extracorporeal membrane oxygenation[J]. Eur Heart J Acute Cardiovasc Care, 11(4):303-311

Lv XC, Deng MJ, Wang L, et al. 2021. Low vs standardized dose anticoagulation regimens for extracorporeal membrane oxygenation: a meta-analysis[J]. PLoS One, 16(4):e0249854

McMichael ABV, Ryerson LM, Ratano D, et al. 2022. 2021 ELSO adult and pediatric anticoagulation guidelines[J]. ASAIO J, 68(3):303-310

Mihu M, Banayosy A, Harper M, et al. 2023. Comparing outcomes of post-cardiotomy cardiogenic shock patients: On-site cannulation vs. retrieval for V-A ECMO support[J]. Journal of Clinical Medicine, 13(11):3265

Mycyk MB, 2020. Extracorporeal membrane oxygenation shows promise for treatment of poisoning some of the time: The challenge to do better by aiming higher[J]. Crit Care Med, 48(8):1235-1237

Naoum EE, Chalupka A, Haft J, et al. 2020. Extracorporeal life Support in pregnancy: A systematic review[J]. J Am Heart Assoc, 9(13):16072

Nellis ME, Saini A, Spinella PC, et al. 2020. Pediatric plasma and platelet transfusions on extracorporeal membrane oxygenation:A subgroup analysis of two large international point-prevalence studies and the role of local guidelines[J]. Pediatr Crit Care Med, 21(3):267-275

Ong J, Zhang JJY, Lorusso R, et al. 2020. Extracorporeal membrane oxygenation in pregnancy and the postpartum period: a systematic review of case reports[J]. Int J Obstet Anesth, (43):106-113

Papazian L, Aubron C, Brochard L, et al. 2020. "Guidelines for the management of severe influenza infections"[J]. Intensive Care Medicine, 46(2):221-236

Rajapakse S, 2022. Leptospirosis: clinical aspects [J]. Clin Med (Lond), 22(1):14-17

Singer B, Reynolds JC, Davies GE, et al. 2020. Sub30: Protocol for the Sub30 feasibility study of a pre-hospital Extracorporeal membrane oxygenation (ECMO) capable advanced resuscitation team at achieving blood flow within 30 min in patients with refractory out-of-hospital cardiac arrest[J]. Resusc Plus, (4):100029

Suzuki Y, Mobli K, Cass SH, et al. 2023. Extracorporeal membrane oxygenation for adult patients with neoplasms:Outcomes and trend over the last 2 decades[J]. ASAIO J, 69(2):159-166

Tonna JE, Boonstra PS, MacLaren G, et al. 2024. Extracorporeal life support organization (ELSO) member centers group. Extracorporeal life support organization registry international report 2022:100, 000 survivors[J]. ASAIO J, 70(2):131-143

Tzouma G, Kopanakis NA, Tsakotos G, et al. 2020. Anatomic variations of the deep femoral artery and its branches: clinical implications on anterolateral thigh harvesting[J]. Cureus, 12(4):7867

Upchurch C, Blumenberg A, Brodie D, et al. 2021. Extracorporeal membrane oxygenation use in poisoning: a narrative review with clinical recommendations[J]. Clin Toxicol (Phila), 9(10):877-887

Vos IA, Deuring E, Kwant M et al. 2023. What is the potential benefit of pre-hospital extracorporeal cardiopulmonary resuscitation for patients with an out-of-hospital cardiac arrest? A predictive modelling study[J]. Resuscitation, (189):109825

Webster CM, Smith KA, Manuck TA, 2020. Extracorporeal membrane oxygenation in pregnant and postpartum women: a ten-year case series[J]. Am J Obstet Gynecol MFM, 2(2):100108

Wild KT, Rintoul N, Kattan J, et al. 2020. Extracorporeal life support organization (ELSO):Guidelines for neonatal respiratory failure[J]. ASAIO J, 66(5):463-470

World Health Organization (WHO), 2021. Clinical management of severe acute respiratory infection when novel coronavirus (nCoV) infection is suspected extracorporeal life support organization (ELSO)[J].

Guidelines for Adult Respiratory Failure.

Yamada S, Kaneko T, Kitada M, et al. 2021. Shorter interval from witnessed out-of-hospital cardiac arrest to reaching the target temperature could improve neurological outcomes after extracorporeal cardiopulmonary resuscitation with target temperature management: a retrospective analysis of a Japanese nationwide multicenter observational registry[J]. Ther Hypothermia Temp Manag, 11(3):185-191

Yu X, Yang Y, Zhang W, et al. 2021. Postcardiotomy extracorporeal membrane oxygenation in neonates[J]. Thorac Cardiovasc Surg, 69(S03):e41-e47

Yumoto T, Hongo T, Hifumi T, et al. 2023. Association between prehospital advanced life support by emergency medical services personnel and neurological outcomes among adult out-of-hospital cardiac arrest patients treated with extracorporeal cardiopulmonary resuscitation: A secondary analysis of the SAVE-J II study[J]. J Am Coll Emerg Physicians Open, 4(2):e12948

第五章
ECMO 患者的护理

第一节　清醒 ECMO 患者的生理和心理护理

一、导读

清醒 ECMO 是指在患者保持清醒状态的条件下，通过体外膜肺氧合技术进行呼吸和循环支持的一种方式。这种模式下的患者没有使用气管插管或机械通气，而是通过 ECMO 设备进行氧气交换从而支持心肺功能，避免了气管插管带来的相关并发症，如呼吸机相关性肺炎，并允许患者在一定时间内保持清醒和自主呼吸，有助于疾病康复和神经保护。

二、相关病例

本病例为 1 例急性心肌梗死合并巨大室间隔穿孔及心源性休克的患者，给予 ECMO 联合主动脉内球囊反搏（intra-aortic balloon pump，IABP）及连续性肾脏替代治疗（continuous renal replacement therapy，CRRT），并成功救治。

【基本情况】患者男，57 岁，因急性心肌梗死带气管插管行呼吸机辅助通气入院。

【现病史】患者入院时血流动力学不稳定，经胸超声心动图显示前室间隔穿孔，直径约 30mm。入院后给予血管活性药物泵注的同时，进行 IABP 治疗，心源性休克仍持续恶化，同时合并肝功能异常、急性肾衰竭。

【诊疗经过】入院当天立即行右股 VA-ECMO 治疗，同时辅以 CRRT。经 ECMO 治疗 2d 后，患者全身症状较前改善，肺水肿基本消失，肝功能和肾功能明显好转，撤除 CRRT。ECMO 辅助治疗 5d 后，拔除气管插管，行清醒 ECMO 治疗，总计 26d，在治疗期间持续维持肝素泵注。急性心肌梗死发生 31d 后，患者在体外循环下行室间隔穿孔修补术及冠状动脉心肌桥松解术，手术顺利结束，撤除 ECMO 辅助治疗。患者术后恢复平稳，无严重并发症，于术后 4 周康复出院。

三、学习讨论

体外膜肺氧合技术在重症医学领域扮演着举足轻重的角色，对于清醒患者而言，其生理与心理的护理直接关乎着治疗成效和康复前景。

(一) 生理护理：筑牢生命防线

1. 呼吸功能——精准监测，协同支持　清醒 ECMO 患者自主呼吸有助于促进背部运动，改善肺部重力依赖区的通气情况，从而优化通气 - 血流比。然而，过强的自主呼吸不仅会增加跨肺压，导致肺损伤的风险，呼吸肌的剧烈运动也会增加氧耗，加重低氧血症。因此，医护人员需要密切观察患者的呼吸频率、节律、深度及呼吸困难等临床表现，定期进行血气分析，以评估患者的氧合状态和酸碱平衡。基于这些评估情况，通过调整 ECMO 的氧浓度和气流量来改善氧合和通气功能，还可以考虑联合无创正压通气（noninvasive positive pressure ventilation，NIPPV）或持续气道正压通气（continuous positive airway pressure，CPAP）等辅助通气方式，提高平均气道压，进一步改善患者的呼吸功能。

2. 循环功能——稳定监测，及时干预　清醒 ECMO 患者容易产生情绪波动，进而引发心率、血压等生命体征的显著变化。除此之外，患者的自主活动也有可能会影响这些生命体征的波动。因此，医护人员需要对患者进行全面的、持续的循环监测，包括心率、血压、平均动脉压和心律等基础指标，同时还需要密切关注中心静脉压、心排血量、外周灌注等高级血流动力学参数，在这过程中不断观察患者的肢端温度、皮肤颜色和动脉搏动来评估外周循环情况，及时调整 ECMO 血流量和血管活性药物剂量，确保维持患者循环系统的稳定性。

3. 体温管理——规范调控，预防感染　清醒 ECMO 患者的体温为 36.5～37.0℃，应用变温水箱规范调控，避免因低温引起凝血机制紊乱和血流动力学不稳定，也要防止因高温导致机体耗氧量的增加。

4. 抗凝管理——动态监测，风险防范　ECMO 运行时血液在体外循环系统中易形成血栓，所以抗凝治疗必不可少，临床上通常选用肝素作为抗凝药。动态监测患者的凝血功能指标如 APTT 等，及时调整肝素剂量，既可以预防血栓又可以防范出血风险。在抗凝全程需密切观察患者有无皮肤瘀斑、穿刺点渗血、口腔牙龈出血等出血征兆，一旦发现异常，应立即报告医师并采取相应处理措施。清醒 ECMO 患者有一重要优势在于能够主动表达主观感觉，这为早期识别出凝血功能异常提供了重要线索。

5. 管道护理——严密监护，妥善维护　ECMO 管道的妥善护理是顺利推进治疗的基石。护理人员需定期检查管道固定情况，杜绝管道扭曲、打折或脱落现象的发生，确保血液流通无阻，还要时刻留意管道有无渗血漏气等异常情况，一旦出现异常及时予以处理。严格执行无菌操作，定期更换敷料，严密观察穿刺点有无红肿、渗出等感染迹象，若感染征象显现，应立即进行局部处置，并视情况而定考虑是否更换血管通路。尤其是清醒 ECMO 患者，更需特别注意管路的安全性，避免因患者的活动导致管路移位或滑脱。

6. 营养支持——个性化供给，全程监控　清醒 ECMO 患者应在 ECMO 辅助治疗的 24～48h 开始进行营养支持，临床上首选肠内营养，因为其有助于维护肠黏膜屏障完整性，减轻炎症反应，并能够促进胃肠蠕动。尤其对血流动力学不稳定的患者，建议在生命体征平稳后尽早启动肠内营养。在 ECMO 患者的营养管理中，应实施个体化营养评估，量身定制营养方案，以满足机体基本代谢的营养需求。营养支持实施过程中，不仅要注意控制饮食量与进食速度，避免出现胃肠道并发症，还需紧密监测患者的胃肠道耐受性，如有腹胀、

第五章　ECMO 患者的护理

腹泻、呕吐等不耐受反应，及时调整治疗方案。当肠内营养无法满足目标需求时，应考虑合并补充肠外营养支持，以确保患者获得充足的营养供给。

7. **早期康复——循序渐进，专业助力**　鼓励清醒 ECMO 患者开展早期活动与康复训练，不仅能有效减少并发症，促进血液循环，预防深静脉血栓，还能让患者切实感受自身康复进展，有助于患者生理及心理功能的恢复。医护人员应根据患者病情与身体状况，制订早期活动计划，可从床上简单肢体活动逐步过渡到床旁坐起、站立，再进阶到在医护人员协助下短距离行走。活动全程护理人员需密切观察患者生命体征与主观感受，如遇心悸、气短、头晕等不适，应立即暂停活动。

（二）心理护理：温暖守护心灵港湾

1. **心理状态精准评估**　对于正在接受 ECMO 治疗且处于清醒状态的患者来说，心理护理至关重要，因此心理状态评估是心理护理的首要环节。护理人员需通过沟通交流、行为观察、情绪洞察等多维度方式，全方位精准评估、剖析患者心理状况，为针对性心理护理提供了坚实依据。

2. **情感支持与有效沟通**　情感支持是清醒 ECMO 患者心理护理的核心，能够显著缓解患者的焦虑和孤独感。医护人员应主动与清醒患者沟通，用通俗易懂的语言解释病情和治疗方案，使患者感受到关心和支持。尊重患者隐私与个人空间，营造安静舒适的治疗环境。鼓励患者与家属朋友保持紧密联系，借助电话视频来缓解孤独无助的情绪。护理人员也可指导家属进行有效沟通，为患者给予情感支持与鼓励。

3. **心理疏导与知识赋能**　在 ECMO 患者的心理护理中，护理团队应运用专业的心理疏导技巧，如认知行为疗法（cognitive behavioral therapy，CBT），来帮助患者缓解焦虑、抑郁的情绪，全方位讲解疾病知识、治疗流程、预后情况及并发症处理，帮助患者建立正确的疾病认知，驱散恐惧阴霾。不断鼓励患者通过语言或非语言的方式来表达内心的感受和需求。对于已产生抑郁情绪或存在抑郁倾向的患者，护理人员应重点监测，密切观察患者的情绪变化，及时捕捉抑郁早期迹象，协同医师尽早干预，必要时邀请心理科医师会诊，提供专业心理治疗与药物治疗。

4. **个性化心理护理方案**　清醒 ECMO 患者由于病情危重，在监护室滞留时间长，容易产生消沉、低落等负面情绪，影响治疗配合度，但是清醒患者能够表述内心不适感，方便医患之间的沟通和引导。所以需要制订个体化心理护理方案来满足性格差异患者不同的心理需求，这种个体化的心理护理对改善长期清醒 ECMO 患者的预后有着极大的帮助。

5. **镇静和镇痛管理**　清醒患者在 ECMO 治疗过程中，难免会感受到疼痛不适，医护人员需定期对该类患者的疼痛水平进行评估，及时调整镇痛药物的使用。对于清醒 ECMO 患者而言，治疗的目标是在最低程度的镇静和镇痛状态下，确保治疗效果，避免因过度或不足的镇静，发生谵妄、躁动等并发症。

四、经验总结

清醒 ECMO 作为一种前沿治疗模式，已在重症医学领域展现出显著的优势。该技术允许患者在清醒状态下接受 ECMO 支持，避免了传统 ECMO 治疗中因镇静和气管插管等操作带来的并发症，但同时也是护理人员面临的巨大挑战。随着技术的不断进步和临床应用的逐步规范化，清醒 ECMO 有望在更多的领域得到应用，并通过不断优化相关护理流程，进一步拓宽其在医学领域的应用价值。

（陈　薇　冯　英）

第二节　ECMO 患者出院预后与延续性护理

一、导读

随着技术的不断进步和临床经验的积累，ECMO 在危重症救治中发挥着重要作用，越来越多接受 ECMO 治疗的患者成功出院。虽然 ECMO 治疗能够显著提高危重患者的生存率，但患者的长期预后和延续性护理才是直接关系到患者能否真正回归正常生活的关键，对患者的长期康复和生活质量具有深远影响。

二、病史资料

【基本情况】患者，男，65 岁。

【主诉】胸腹部疼痛伴乏力 4h 余入院。

【现病史】患者入院时神志清，全身苍白伴湿冷，自诉胸腹部持续性钝痛。疼痛数字分级评分法（numerical rating scale，NRS）评分 4 分。气急明显，多巴胺 13μg/（kg·min）、去甲肾上腺素 0.7μg/（kg·min），微泵维持。

【既往史】既往体健，否认糖尿病、高血压、心脑血管意外等病史。

【入院查体】体温 36.1℃，脉搏 117 次/分，呼吸 22 次/分，血压 80/56mmHg（血管活性药物维持下），血氧饱和度 80%。

【辅助检查】高敏肌钙蛋白 I 0.1575pg/ml。心电图示：①窦性心动过速，非特异性室内传导阻滞，ST-T 改变（其中前壁、下壁 ST 段压低，最大约 0.6mV）；②侧壁、高侧壁 ST 段弓背抬高，符合急性心肌梗死心电图表现。床边超声示左心增大，左心收缩功能减低，二尖瓣少量反流，三尖瓣见中量反流，中度肺动脉高压。

【诊疗经过】患者 4h 前无明显诱因下出现胸腹部持续性钝痛，全身乏力，无头晕头痛，无晕厥等，在当地医院进行相关检查（具体检查不详）、给予对症治疗后，由 120 转送入笔者所在医院急诊科就诊。入院时胸腹部疼痛较前加重，疼痛难忍，胸闷，呼吸稍急促，全身湿冷，给予吸氧、心电监护、补液、镇痛等对症治疗。

血检验：高敏肌钙蛋白 I 0.1575pg/ml；心电图示急性心肌梗死；床旁心脏超声示射血分数（ejection fraction，EF）40%，左心室缩短分数（fractional shortening，FS）20%。给予气管插管下行 ECMO 治疗，在 VA-ECMO 治疗下前往数字减影血管造影（digital subtraction angiography，DSA）室行冠状动脉造影＋冠状动脉介入治疗＋IABP 术，术后转急诊重症监护室(emergency intensive care unit,EICU)进一步监护。

术后患者持续 ECMO 治疗,动态监测肌钙蛋白、凝血功能,复查心电图、床旁心脏超声等,给予输血、抗炎、抗感染、营养等对症治疗,生命体征平稳。

术后第 5 天,患者存在南北综合征,改 VAV-ECMO 治疗;肺部渗出增多,予以 CRRT 辅助治疗。

术后第 6 天,患者持续 VAV-ECMO 治疗,机械通气,心率 122 次/分,血压 97/70mmHg [去甲肾上腺素 0.1μg/(kg·min) 维持中],血氧饱和度 100%,高敏肌钙蛋白 I 68.327 9pg/ml,EF 9%,转上级医院行心脏移植术。

术后 2 个月余,患者出院,定期接受电话随访和上门访问,预后良好,生活基本自理。

【初步诊断】①急性心肌梗死;②心源性休克;③肺水肿。

三、学习讨论

为了更好地帮助患者从医院过渡到家庭,再过渡到社会,我们共同探讨了患者出院后的相关生理、心理和社会适应状况,分析影响预后的主要因素,实施并推广延续性护理,提升 ECMO 患者的康复效果。

(一)ECMO 患者的出院预后情况

1. **生理功能恢复** 多数经 ECMO 治疗的患者在出院后短期内仍存在身体功能恢复的挑战和神经系统后遗症,日常生活中可能出现活动耐力下降、肌肉萎缩、气喘、心搏加速、心律失常等症状,部分患者还会出现记忆力减退、注意力不集中、肢体协调性下降等表现。患者描述在出院后几个月内,就出现爬几层楼梯就累得不行,记忆力大不如前等现象。

2. **心理状态恢复** 数据统计,50% 以上的患者出院后存在不同程度的焦虑、抑郁情绪,15%~30% 的患者出现创伤后应激障碍(post-traumatic stress disorder,PTSD),这些负面情绪严重影响了患者的心理健康,大大降低了患者的生活质量和社会适应能力。该患者表示,自己虽然经历了生死考验,但是预后良好,加上家庭和社会支持,暂时未出现负面情绪。

3. **社会适应能力** 生理和心理问题导致部分患者出院后生活自理困难,难以立刻回到原来的工作状态,社交活动也大幅减少。据调查 70%~90% 的患者出院 1 年内,职业和社交生活都受到明显影响。而该患者口述自己已退休,身体功能恢复不错,经常外出社交,所以受到的影响较小。

(二)影响 ECMO 患者出院预后的因素

1. **患者的基础状况和年龄** 是影响出院预后的首要因素。老年患者身体功能衰退,常合并多种基础疾病,出院后发生并发症的风险高,预后较差。临床数据显示 65 岁以上患者出院后发生并发症的概率是年轻患者的 3~4 倍,死亡率也显著上升。

2. **ECMO 的模式和支持时长** ECMO 支持时间越长,感染、出血、血栓等并发症出现的风险就越高,康复难度就越大,生存质量也就越低。

3. **家庭与社会支持** 家人的关心、鼓励和良好的社会支持能增强患者的信心,提高治疗依从性和生活质量。

（三）延续性护理在 ECMO 患者出院预后中的核心价值

延续性护理是指将护理从医院延续到家庭，是一种从医院走向家庭走向社会的护理新模式，满足出院患者需求而展开的医疗服务。

1. **延续性护理服务** 团队会针对每位患者的特定需求，量身定制康复方案，其中涵盖了心肺功能的培训及营养方面的支持，如逐渐提高运动的强度，指导患者进行呼吸和咳嗽训练等，以改善心肺功能和增强活动耐力。

2. **持续性护理服务** 特别重视患者的精神健康。医疗团队深入了解患者的情感和想法，能够及时识别并解决患者的心理难题，为他们提供如认知行为疗法和放松训练等心理咨询和指导，减轻其不良情绪。

3. **连续性护理服务** 为患者提供了多方面的社会资源获取途径，如申请医疗援助、与康复中心建立联系等，从而助力患者尽快融入社会。通过社会的支持力度，提升患者的生活品质和康复的效果。

（四）延续性护理的实施策略

1. **健康教育** 延续性护理团队会在患者出院前进行出院宣教，评估其生理和心理状况及家庭和社会支持，并制订一份个体化的护理方案，包括随访安排、康复训练、营养计划和心理干预等方面。

2. **定期随访** 为了更好地满足各种患者的特定需求，医疗团队沿用了多种随访方式，每隔 3 个月进行 1 次随访，以确保患者在出院后都能得到持续、全面和高效的护理援助。

（1）电话随访：护士会定期与患者或其家属进行电话沟通，通过电话随访服务及时掌握患者的病情变化、治疗依从性和康复的进展情况。在这过程中，护士不仅会为患者解惑，还会根据患者的具体状况提供专业的指导和建议。

（2）上门访视：对于病情复杂或行动受限的患者，护士会通过上门访视来观察患者的身体状况，并提供一系列细致的护理服务，如伤口换药和康复训练的现场指导等。对于本例患者，笔者所在医院在其出院后 3 个月进行了第 1 次上门随访，主要询问其身体恢复状况、生活情况，以及心理状态等方面，发现该患者的康复治疗依从性强，恢复好。最后，患者表示正是因为家人和医疗团队的支持，使他能快速回归家庭，回归社会。

（3）网络平台随访：团队利用微信公众号、互联网医院、抖音视频号和微信群等多种网络渠道，为患者及其家属提供了方便快捷的咨询途径。患者和家属可以随时在线提问，团队也会通过平台定期发布健康科普文章和康复训练的视频，与患者进行即时的交流。

（4）开展线下讲座：护理团队还会定期开展健康教育讲座，安排患者及其家属参与，将幻灯片、视频等多媒体形式与图文并茂的健康教育手册相结合，采用通俗易懂的语言，向参与人员讲解 ECMO 的相关知识、疾病的预防和治疗原理、康复训练的方法和技巧。

四、总结

对于 ECMO 患者来说，出院后的预后及延续性护理对他们的长期恢复和生活品质有着

第五章　ECMO 患者的护理

至关重要的作用。采用科学的护理方法可以有效地加速患者的恢复过程，降低并发症的风险，提高患者的生活品质与满意度。在未来，应该更广泛地采纳延续性护理方式，结合智能和信息技术手段，以提升 ECMO 患者的康复成效。

（陈　薇　陈亚波）

参考文献

曹晓光，黄羽，王春艳，等，2021. 体外膜肺氧合治疗心源性休克患者预后影响因素分析 [J]. 安徽医学，42(5):490-494

陈园园，姚瑞山，万佳，等，2024. 体外膜肺氧合治疗患者生活体验与需求质性研究的 Meta 整合 [J]. 护理学杂志，39(22):43-47, 51

段文龙，丘国政，陈万，等，2021. 体外膜肺氧合联合主动脉内球囊反搏治疗心源性休克近期预后分析 [J]. 中华实用诊断与治疗杂志，35(10):1013-1016

冯英，张银雪，孙娟，等，2024. 1 例长程 VA-ECMO 救治急性心梗合并巨大室间隔穿孔及心源性休克患者的护理体会 [J]. 甘肃医药，43(4):367-369

郭清华，王卫红，田馨怡，等，2021. ECMO 幸存者的真实体验及护理需求的质性研究 [J]. 全科护理，19(9):1273-1276

郭媛，高永霞，田雅丽，等，2021. VA-ECMO 治疗患者的负性情绪、希望水平及相关性 [J]. 贵州医科大学学报，46(12):1414-1420

洪梓岭，2023. 生理 - 心理 - 社会协同护理模式在慢性心力衰竭患者中的应用 [J]. 中华现代护理杂志，29(7):945-949

金小娟，曾妃，2020. 清醒体外膜肺氧合患者的临床护理实践 [J]. 护理与康复，19(2):41-43

李岸青，马凌燕，苏梅，等，2024. 清醒体外膜肺氧合病人对病情体验的质性研究 [J]. 全科护理，22(16):3098-3102

李陶幸子，李黎明，陈超然，2019. 1 例暴发性心肌炎病人清醒状态下应用 ECMO 治疗的护理 [J]. 全科护理，17(28):3595-3596

梁江淑渊，曾妃，兰美娟，等，2024. 体外膜肺氧合清醒患者早期活动的最佳证据总结 [J]. 中华护理杂志，59(3):345-352

梁燕飞，2021. 1 例早期清醒 ECMO 治疗等待肺移植患者的护理体会 [J]. 实用临床护理学电子杂志，6(6):73-76

罗小龙，黄亮，李洋，2020. 清醒状态下体外膜肺氧合治疗的研究进展 [J]. 中华急诊医学杂志，29(7):1007-1010

钱多，徐旭娟，范琳琳，等，2014. 专科延续性护理对提高病人生活质量的研究进展 [J]. 护理研究，(20):2436-2437, 2438

尚清爽，2019. 延续性个案管理在老年心肌梗死病人中的应用 [J]. 护理研究，33(5):863-866

孙琪钰，王怡，杜羿霏，等，2022. 延续护理在 ICU 出院患者中应用的范围综述 [J]. 护士进修杂志，37(3):232-235

王凤珍，张宇皓，吴淑菁，等，2024. 体外膜肺氧合治疗病人出院后生活体验的质性研究 [J]. 循证护理，10(5):942-946

王坚刚，孟旭，韩杰，等，2010. 体外膜肺氧合治疗成人心脏术后心源性休克的临床经验及生命质量分析 [J]. 中华医学杂志，90(5):310-314

王云，周淑芳，曹晓东，等，2023. 1 例肺移植等待期行清醒状态体外膜肺氧合桥接治疗病人的管理 [J]. 全科护理，21(19):2731-2733

杨蕊, 胡雯珺, 林芳, 2024. 清醒体外膜肺氧合治疗患者心理状况的研究进展 [J]. 中日友好医院学报, 38(3):162-164

张俊谊, 刘玲, 2020. 体外膜肺氧合对重度急性呼吸窘迫综合征患者远期预后的影响 [J]. 中华重症医学电子杂志 (网络版), 6(1):96-99

张楠, 刘海迎, 孙妍, 等, 2022. 1 例"清醒"心肌梗死病人行 ECMO 联合 IABP 救治过程中早期活动的护理实践 [J]. 全科护理, 20(5):715-718

张浦, 李锦, 李朝阳, 等, 2020. 9 例新型冠状病毒肺炎危重型患者行 ECMO 治疗的护理 [J]. 护理学报, 27(5):60-63

张秋阳, 余韶芸, 潘向滢, 等, 2024. 成人体外膜肺氧合患者出院后健康相关生命质量的研究进展 [J]. 中华急危重症护理杂志, 5(8):764-768

张燕, 任国琴, 何平, 等, 2013. ECMO 治疗 1 例重症肺炎患者的护理 [J]. 中国保健营养 (中旬刊), (11):415-415

赵唯巍, 谭波, 2021. 心肌梗死患者延续性护理知识需求及影响因素分析实践 [J]. 饮食保健, (23):217

第六章
ECMO 的未来发展趋势

第一节　ECMO 技术创新与研究方向：从技术革新到临床实践

体外膜肺氧合是一项重要的生命支持技术，广泛应用于重症医学、心脏外科及肺部疾病的治疗中。自 20 世纪 60 年代首次用于婴儿心脏手术以来，ECMO 技术已经取得了显著的发展与创新。随着医学科技的进步与临床需求的日益增加，ECMO 的研究方向也逐渐拓展，涵盖了设备改进、应用范围扩大，以及相关护理技术创新等诸多方面。本节将着重探讨 ECMO 技术的创新动态及未来研究方向。

一、技术创新与发展趋势

（一）便携式 ECMO 的技术革新与挑战

便携式 ECMO 技术是当前医学领域的重要研究方向之一。传统 ECMO 设备体积庞大、操作复杂，难以满足院前急救和跨区域转运的需求。近期研究显示，通过微型化设计、模块化集成和智能化控制，开发出了一系列便携式 ECMO 设备，不仅提升了机动性，还具备实时监测、自动调节和远程操控功能。

然而，便携式 ECMO 仍然面临诸多挑战。设备的可靠性和安全性需要进一步验证，特别是在偏远或极端环境下的性能表现。设备的能源供应和续航能力仍需优化，以满足长时间转运的需求。未来研究应集中于开发高效的能源系统、优化流体动力学设计，以及整合人工智能技术，实现更智能、更可靠的便携式 ECMO 设备。

不仅如此，环境因素也越来越被重视，便携式 ECMO 需要在恶劣天气、交通复杂的情况下具有操作灵活性及使用安全性，可以通过应用实践和数据分析进行深入探讨。

（二）ECMO 核心技术的系统性进步

ECMO 技术的进步体现在多个关键组件与系统的优化上。

1. 在泵技术方面　与传统的滚轴泵相比，离心泵具有更低的血液剪切应力和更高的流量稳定性，能显著降低溶血和血栓形成的风险。此外，离心泵的紧凑设计还提高了设备的便携性和操作便利性。

2. 在膜氧合器材料方面　聚甲基戊烯（poly4-methyl-1-pentene，PMP）纤维膜的应用被视为重大突破。PMP 材料是一种疏水性聚合物，其具有优异的化学稳定性和生物相容性，即使在长时间使用后,其机械性能和气体交换效率仍能保持稳定。

与传统的聚丙烯膜相比,PMP 膜表面更光滑,能有效减少蛋白质和细胞在膜表面的沉积,避免影响红细胞在通过膜时的机械损伤,降低溶血的发生率;也能有效减少与血液接触时发生免疫反应和血栓形成,从而降低全身炎症反应综合征(systemic inflammatory response syndrome,SIRS)的风险。PMP 膜还具有均匀的微孔结构,这些微孔直径极小(通常为 0.05~0.2μm),既能实现高效的气体交换,又能防止血浆渗漏,从而延长膜的使用寿命。不仅如此,PMP 膜的壁厚极薄(通常为 25~50μm),能显著降低气体交换的阻力,提高氧气和二氧化碳的传输效率。

PMP 膜氧合器的设计通常采用多层折叠或螺旋结构,以增加有效气体交换面积,从而在较小的体积内实现更高的气体交换能力。许多 PMP 膜氧合器表面会涂覆肝素或其他抗凝血材料,能降低血小板激活和血栓形成的风险。内部设计经过进一步优化,减少了血液流动的湍流和死角。

研究显示,采用 PMP 膜氧合器的 ECMO 设备在长期支持治疗中,表现出更高的安全性和稳定性。在未来,膜的设计和组合也逐渐朝着提高气体交换效果和降低抗凝药物需求的方向发展,不断减少患者的并发症风险。

(三)新兴技术的临床应用前景

新兴技术的引入为 ECMO 的临床应用带来了新的可能性。例如,双腔插管技术提升了 ECMO 对特定心腔功能的支持效率,使得在救治心源性休克等疾病的治疗上更为有效,这一技术的成功应用在临床上得到了越来越多的支持。

除此之外,左心室卸载设备的研发为心源性休克患者提供了更有效的循环支持方案,非侵入性回路压力监测系统的应用实现了对 ECMO 运行状态的实时监控,从而降低了并发症风险。随着手术技术的发展,ECMO 作为一种生命支持手段,与体外循环技术结合也日益成熟,这种结合使得在进行大面积心脏干预时,可以为患者提供更稳定的生理环境,降低手术风险。

ECMO 的应用不应只局限于传统的呼吸和心脏支持,还需在面对复杂心脏手术,尤其是那些伴随重症感染的患者时,能为外科手术提供宝贵的支持。不断研究如何拓宽 ECMO 在重症感染和心血管疾病领域的适应范围,为外科医师提供新的治疗工具和思路。

(四)再生医学与生物材料的整合应用

ECMO 技术的进步不仅体现在设备的设计与功能上,更与再生医学的发展密切相连。研究者正在探索通过应用生物材料和干细胞技术,来增强 ECMO 治疗期间机体的自我修复能力。比如,在 ECMO 设备中加入生物活性材料或某些聚合物,这些材料可以加载生长因子,促使组织再生,促进细胞附着、增殖和分化,有助于患者在治疗过程中进行自我修复。这一新的研究方向可能为重症患者提供更为先进的生命支持解决方案,进一步改善其预后和生存质量。

二、临床应用与研究热点

（一）急性呼吸窘迫综合征和心源性休克的治疗进展

ECMO 在 ARDS 和心源性休克治疗中的应用日益广泛。特别是 2019 年新型冠状病毒感染（coronavirus disease 2019，COVID-19）疫情期间，ECMO 成为挽救危重症患者生命的关键技术。研究表明，对于严重 ARDS 患者，ECMO 能够提供有效的氧合和二氧化碳清除，显著改善患者生存率。然而，如何选择合适的患者和如何合理应用仍需深入探讨。

随着对 ECMO 疗效和安全性的积累，越来越多的临床指南和共识意见逐渐形成统一，共同指导 ECMO 在心源性休克和 ARDS 中的应用。其中，针对患者个体特征进行风险评估和制订个体化治疗策略的需求也愈发凸显，成为趋势之一。

（二）儿科与新生儿 ECMO 的专科发展

儿科和新生儿 ECMO 领域正经历快速发展。由于儿童和新生儿的生理特点与成人显著不同，ECMO 在该人群的应用面临独特挑战。近年来，研究者通过引入微型化设备和生物相容性材料，为先天性心肺疾病的儿童提供了更安全和有效的生命支持。现代 ECMO 技术的提高也显著改善了儿科患者的生存质量和预后。

特别是针对呼吸窘迫和出生缺陷新生儿，ECMO 的应用前景广阔。然而，关于儿科 ECMO 的应用仍需进一步研究，尤其是在神经系统保护和长期并发症预防方面的探索。目前，相关研究正致力于揭示新生儿在 ECMO 支持下的生理变化，以便在临床上实施更为精准的干预措施。

三、研究挑战与未来方向

（一）风险 - 收益评估的精准化

ECMO 作为一种高风险介入技术，其风险 - 收益评估是临床应用中的关键问题。当前，ECMO 的适应证和治疗策略仍需进一步优化。未来研究应聚焦于建立精准的风险评估模型，制订个体化治疗方案，探索 ECMO 与其他辅助治疗手段的最佳组合策略。

通过大数据的分析和人工智能的运用，研究人员希望能更精准地识别适合 ECMO 治疗的患者，并实时监控治疗效果，从而减少不必要的风险和并发症。

（二）多中心协作与人才培养

ECMO 技术的推广需要建立跨区域、跨机构的协作网络。通过共享临床数据、开展多中心随机对照研究，可以加速技术创新和最佳实践的形成。构建标准化培训体系，培养专业 ECMO 团队对推广这一复杂技术至关重要。当前，世界各地的医疗机构也正在寻找合作机会，以共同推动 ECMO 技术的发展和实施。

（三）精准医学的整合应用

随着个体化医学的发展，ECMO 在临床应用中的精准化和个体化将成为未来主流。将基因组学与临床实践相结合，探索不同患者在 ECMO 支持下的差异化反应，不断提升治疗效果和降低相关并发症。

（四）计算机模拟与模型研究的应用

随着计算机模拟技术的发展，未来可能在 ECMO 设备的设计和优化中引入更高层次的模拟机制。模拟研究可以在设计阶段大量减少实际测试的成本和风险，并提升设备在临床中的应用效率和效果。这些模拟及模型研究将为临床决策提供科学依据，推动设备的迭代升级。

ECMO 技术正处于快速发展的关键阶段。通过技术创新、临床实践与跨学科合作，ECMO 有望成为重症医学领域最具变革性的生命支持技术之一。未来研究应聚焦于解决当前的技术挑战和临床应用难题，推动 ECMO 技术的进一步优化和普及，以造福更广泛的患者群体。

（丁海林　余越洲）

第二节　院前开展 ECMO 的前景

体外膜肺氧合用于暂时的部分或完全替代患者心肺功能，为原发病的诊治争取时间。院前急救主要承担急危重症患者的现场紧急救治和医疗转运任务。随着 ECMO 技术的不断发展和院前急救体系建设的不断完善，国内外许多机构开始探索院前急救场景中 ECMO 技术的应用。

一、ECMO 技术院前急救应用场景

（一）特定危重患者 ECMO 转运

近年来，随着便携式 ECMO 转运设备的发展，国内部分院前急救机构或医院成立了专门的 ECMO 转运小组。分别有"直接转运"和"间接转运"两种模式："直接转运"指通过急救中心将 ECMO 转运团队和设备送至转诊医院，为患者进行 ECMO 置管后，再将患者转运至区域性的高级复苏中心或者 ECMO 治疗中心。"间接转运"指患者在转诊医院已经置管并开始 ECMO 治疗，由于各种特殊原因需在维持 ECMO 治疗的情况下，由急救中心转运至其他医院继续治疗。因为间接转运患者已经接受 ECMO 治疗一段时间，可能存在相关并发症，如凝血功能异常、多器官功能不全等，所以间接转运的风险更高。

（二）体外心肺复苏（ECPR）

院外心搏骤停患者的抢救过程中，应用 VA-ECMO 技术可以提供更高的心排血量和更有效的气体交换，从而改善患者的自主循环恢复（return of spontaneous circulation，ROSC）率、存活出院率和神经系统功能良好恢复率。欧洲复苏委员会（European Resuscitation Council，ERC）在其发布的 2021 年指南建议中指出，在可实施 ECPR 的环境中应考虑将 ECPR 作为特定患者的救援方法。法国院前急救体系（Service d'Aide Médicale d'Urgence，SAMU）于 2017 年起率先在巴黎开展院前 ECPR，相较于传统心肺复苏救治策略，院前心搏骤停患者尽早使用 ECPR 策略可以缩短患者复苏过程中的平均低血流持续时间，提高患者生存率。国内也有院前急救 ECPR 的个案报道，2021 年 12 月郑州阜外华中心血管病医院的 ECMO

团队实施了 1 例院前心搏骤停患者现场的 ECPR，在患者病发地点置管上机后转送至医院救治，最终患者存活并预后良好。

二、院前 ECMO 的管理

（一）院前 ECMO 的团队构成

院前 ECMO 团队的成员和职责如下。

1. 管理医师　需要由有 ECMO 管理经验丰富的医师担任，可以是急诊医师或重症医师，主要职责是负责明确 ECMO 上机的适应证和禁忌证、院前 ECMO 设备管理、家属沟通和知情同意书签署等。

2. 置管医师　可以是血管外科医师、EICU 或者重症监护病房（intensive care unit，ICU）医师，主要职责是 ECMO 动静脉置管，尽可能缩短置管时间。

3. 治疗师　要求具备丰富的 ECMO 管路/患者管理经验，可由 EICU 或 ICU 护士或体外循环师担任，主要负责 ECMO 管路预充和转运途中的管路安全。

4. 转运护士　负责转运阶段患者的护理工作，包括管理药物、液体和血液制品。

5. 呼吸治疗师　负责机械通气、呼吸机的安置和管理等。

6. 超声医师　负责快速超声评估，超声引导辅助穿刺置管，穿刺导管深度的定位及畸形血管的确认。

但由于院前急救环境错综复杂，救护车内空间有限，院前 ECMO 团队中的每名成员应具备上述一项或多项技能，一般团队人数不宜超过 4 人，所有成员必须经过 ECMO 技术培训并通过考核。

（二）院前 ECMO 的设备要求

院前 ECMO 的主要设备包括合适的血泵、氧合器及相关管路等，因院前工作环境的特殊性，建议使用集成便携式的 ECMO 转运系统。除常规离心泵外还应配备应急泵或手摇泵，以便在主离心泵或电源故障时保障血泵安全运行。院前 ECMO 设备还应考虑转运过程中的固定设施，防止因患者搬抬、救护车震动或变速引起的管路脱出和机械故障。

院前 ECMO 相较于普通的院前急救任务，参与的急救团队人数和使用的仪器设备更多，所以对救护车配置也提出了更多的要求。救护车辆的改造，需要能够实现安全和功能的良好统一。院前 ECMO 救护车应具备宽敞的空间，通过专用的固定设备将患者转运床和 ECMO 设备稳妥固定，还应配置稳定的不间断电源，电源功率 1600W 以上，以保证所有车载设备的用电需求。因为 ECMO 的使用需要氧气来源，所以车载氧源要充足，以满足区域内最远转运患者的需求，一般常备 20L 氧气备用，并预留 40L 氧源的拓展空间。除此之外，ECMO 救护车还应配备心电监护、除颤起搏器、转运呼吸机、多通道输液泵、便携式超声仪，备用常规的抢救药品和液体，必要情况下携带一定量的血制品、ACT 监测仪、血气分析仪等。

（三）设备维护及团队训练

院前急救工作中开展 ECMO 对反应时间的要求非常高，有研究表明实施 ECPR 的理想

ECMO 技术与病例解析

时间是在实施传统心肺复苏（conventional cardiopulmonary resuscitation，CCPR）20min 内，若患者通过 CCPR 恢复 ROSC 的可能性较低，则需要在 10～15min 完成 ECPR 的临床决策。所以，为了应对突发事件时反应迅速，院前 ECMO 设备的日常维护和团队的训练非常重要。

院前 ECMO 设备须有专人进行日常检查，确保设备功能正常。配置专用院前 ECMO 行李箱，内含现场置管上机所需的一次性管路、手术包、个人设备等（表 6-1），并有专人负责检查记录。ECMO 所用救护车按时维护保养，处于备用状态时应保持油料满箱，车况良好，车载设备和药品也需要专人负责检查记录。

表 6-1 院前 ECMO 行李箱所含内容

组件名称	分布	物品名称	数量	出发前	使用	返院前	返院后
急救包①	急救药品	盐酸肾上腺素 1mg	10				
		去甲肾上腺素 2mg	20				
		丙泊酚注射液 20ml	5				
		布托啡诺 4mg	4				
		阿托品 0.5mg	5				
		胺碘酮注射液 150mg	5				
		5% 葡萄糖注射液 250ml	2				
		碳酸氢钠注射液 250ml	3				
		林格氏液 500ml	4				
		生理盐水 250ml	4				
		肝素 12 500U	5				
		垂体后叶素 6U	2				
		多巴酚丁胺 20mg	20				
		异丙肾上腺素 1mg	2				
		50% 葡萄糖注射液 20ml	2				
		利多卡因 5ml	5				
		甲泼尼龙 40mg	3				
		10% 氯化钾 10ml	2				
		硫酸镁注射液 10ml	2				
	巡回辅助用品	砂轮	2				
		肝素	5				
		电极片	5				
		消毒棉签（安尔碘）	1				
		压脉带	1				
		输液三通	5				

第六章 ECMO 的未来发展趋势

续表

组件名称	分布	物品名称	数量	出发前	使用	返院前	返院后
		静脉留置针（红+蓝）	各2				
		透明敷贴	5				
		医用输液贴	2				
		延长管	6				
		肝素帽	4				
		采血针头	2				
		输液器	3				
		5ml 注射器	2				
		20ml 注射器	2				
		50ml 注射器	4				
		加压输液袋	1				
	侧1	手术衣	4				
		ECMO 知情同意书	2				
		EOMO 记录单	2				
		ECMO 外出包核对单	2				
	侧2	无菌手套7号、7.5号	各4				
		口罩	10				
		帽子	10				
急救包②	气管插管	呼吸球囊	1				
		听诊器	1				
		口插管7号、7.5号、8号	各1				
		人工鼻	1				
		牙垫	2				
		吸痰管	5				
		插管固定胶带	3				
	管路固定	大棉球	5				
		氯己定500ml+治疗碗	1				
		麻醉消毒包	1				
		纱布	20				
		银离子大敷贴	4				
		透明大敷贴	4				
		3M 胶布	1				
		优力抒	1				

续表

组件名称	分布	物品名称	数量	出发前	使用	返院前	返院后
		自粘性弹性绑带	1				
		泡沫敷贴 3410	3				
		缝线 (2-0)	5				
		进口缝线 (2-0)	3				
		尖刀片	2				
	ECMO 穿刺	静脉切开包	1				
		单腔 arrow 管	3				
		双腔深静脉导管	2				
		超滑导丝 (260+150)	2+2				
		介入手术器械包 - 穿刺针	2				
		生理盐水 1000ml	2				
		2050 套包	1				
		扩张套件	1				
		引流管 21F、23F	各 1				
		灌注管 15F、17F	各 1				
		6F、7F、8F 动脉鞘	各 1				
		无菌超声套	4				
		耐高压三通	2				
		双公鲁尔接头	2				
		无菌管道钳	6				
	ECMO 工具箱	管道钳	2				
		普通剪刀	1				
		氧气空气转换头	各 1				
		霍夫曼夹	1				
		扎带紧固器	1				
		扎带	10				
		手电筒	1				
		头灯	2				
		理发器	1				
		记号笔	1				
		皮尺	1				
		耦合剂 / 欧舒丹	1				
		魔术贴固定带	2				

第六章　ECMO 的未来发展趋势

院前 ECMO 团队成员除了必须培训取得上岗证外，还需定期开展各种形式的理论和技能操作复训，积累足够的院前 ECMO 管理和操作经验。每季度开展 1 次院前 ECMO 启动及现场置管的操作演练，加强与 120 急救调度指挥中心的磨合，熟悉实施的标准流程。演练模拟各种复杂的院前急救情况，通过演练发现问题，不断优化标准流程。

（四）院前 ECMO 开展

1. 院前 ECMO 开展的指征和时机

（1）特定危重患者：ECMO 转运要符合《成人体外膜肺氧合技术操作规范（2024 年版）》中关于 ECMO 操作适应证和禁忌证的相关要求，如经机械通气支持无效的难治性低氧血症/高碳酸血症经积极药物治疗无效的感染性休克/心源性休克等，经与患者充分沟通获得授权同意后方可启动。

（2）院前 ECPR：在《成人体外膜肺氧合技术操作规范（2024 年版）》中，对 ECPR 适应证和禁忌证有明确表述，但是在院前开展 ECPR 时受限于时间紧迫、患者既往病史不明确和相关辅助检查结果缺失等原因，规范所提要求并不完全适用。院前 ECPR 的开展指征需严格把控适应证和禁忌证。①适应证：包括目击倒下的心搏骤停患者且立即实施高质量 CCPR 20min 后未实现 ROSC 或自主心率不能维持、患者心搏骤停的病因可逆（如心源性、触电、溺水、中毒），年龄 < 65 岁、初始心律为可除颤心律的患者更为有益。②禁忌证：包括心搏骤停前意识状态已严重受损、创伤性大出血、怀疑活动性颅内出血、家属明确拒绝等。启动 ROSC 流程见图 6-1。

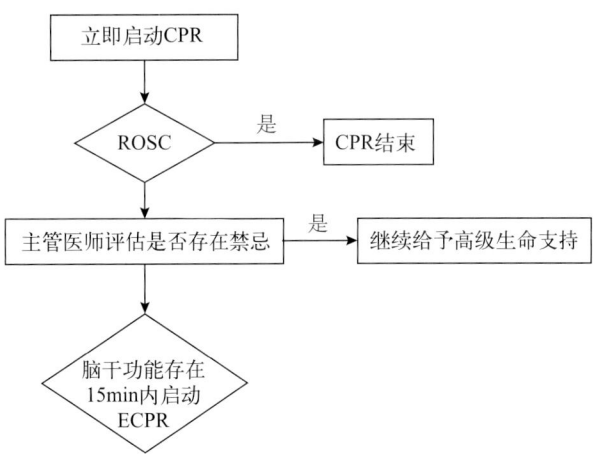

图 6-1　ROSC 流程

2. 院前 ECMO 的实施流程　根据院前实施 ECPR 场景需求，特制订院前特定危重患者转运（图 6-2）和危重患者院前 ECPR 实施流程（图 6-3）。

ECMO 技术与病例解析

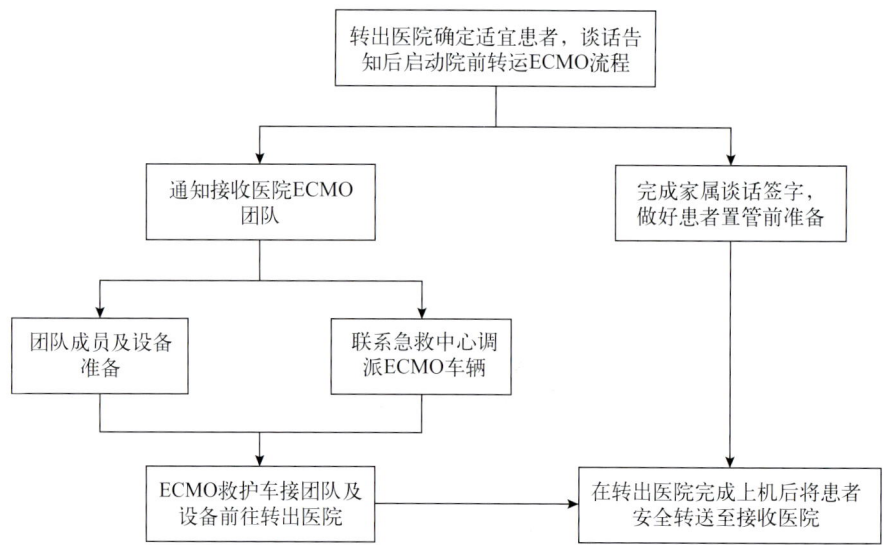

图 6-2　特定危重患者的 ECMO 转运实施流程

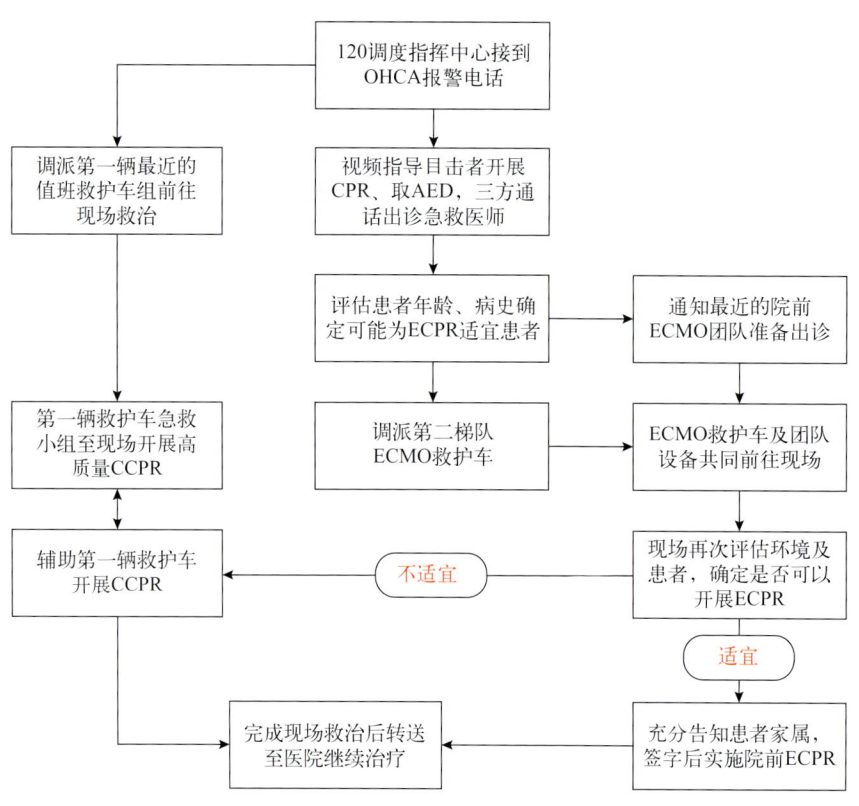

图 6-3　院前 ECPR 实施流程

（五）小结与展望

院前 ECMO 的应用前景广阔，但实施过程非常复杂，如果仅依靠急救中心或者医院里的一个科室，往往面临很多困难。院前 ECMO 实施的团队应在院前急救、急诊重症、ECMO 基础生理和技术、团队管理方面具备丰富的经验，及时处理实施过程中出现的各种问题，同时要严格落实团队的培训和应急演练计划，不断提高团队的处置能力。

相对于医院内，院前 ECMO 开展的相关研究较少，虽然大多数发表的文献证实了院前 ECMO 的可行性和安全性，但是相关证据级别较低，缺乏大型的随机对照试验，因此建议完善实施院前 ECMO 的流程，并通过所在单位学术和伦理部门的论证批准。尤其院前 ECPR 的开展，需要调动的医疗资源较多，专业性强，影响因素错综复杂，同时也不明确开展院前 ECPR 的资源能够产生多大的社会效益，所以对于院外心搏骤停（out-of-hospital cardiac arrest，OHCA）患者的抢救，ECPR 技术仅是特定情况下对 CCPR 的补充，高质量的 CCPR 才是关键。

ECMO 技术在成人呼吸衰竭和循环衰竭的治疗中被证明是切实有效的，随着国内外院前 ECMO 工作的实施和开展，越来越多的案例也将为该项工作的规范提供更多的证据和建议，相信未来 ECMO 技术会在院前危重症患者的抢救中发挥应有的作用。

（李常路　余越洲）

第三节　ECMO 的技能培训

ECMO 技术复杂且风险高，国内外多年的实践经验明确提出，ECMO 技术临床实践规范与否直接影响患者转归。目前各区域体外膜肺氧合采取以中心为主、辐射周围地区的诊疗模式。由于越来越多的单位开展 ECMO 技术，国家卫健委在 2020 年底出台《体外膜肺氧合（ECMO）技术临床应用管理规范》再次强调了 ECMO 技术的准入资格和培训基地要求。综上可以看出，目前从国家层面已经认识到 ECMO 规范化培训的重要性，因此开展规范化培训尤为重要，但在实施具体规范化培训的方法上，现处于探索阶段。

当前各大中心以临床管理实践为宗旨开展 ECMO 培训，主要包括理论学习和临床实践两大部分。ECMO 是团队工作，以团队作为培训对象能将技能更快速过渡到临床实际运用。将个人技能与团队培训相结合，分别对个人培训、团体培训两方面进行考核培训，打造高水平的 ECMO 团队，有利于提高患者的生存率，让更多患者受益。

一、培训要求

（一）拟开展 ECMO 技术的医师培训要求

1. 从事临床工作满 10 年并具有主治医师及以上专业技术职务任职资格。
2. 应当接受连续的系统化培训。在上级医师指导下，接受不少于 3 个月培训并参与 5 例以上 ECMO 技术临床应用的全过程管理，包括上机前诊断、插管置入、上机后全程管理、撤机和随访等，并考核合格。
3. 在境外接受 ECMO 技术培训 3 个月以上，有境外培训机构的培训证明，并经具备承担 ECMO 技术培训工作条件的医疗机构考核合格后，可以视为达到规定的培训要求。

4. 近 3 年独立开展 ECMO 技术临床应用不少于 20 例，未发生严重医疗差错和医疗事故者，可免于培训。

（二）培训机构要求

1. 培训机构条件

（1）开展单位资质：三级甲等医院，符合 ECMO 技术管理规范要求，具有 ECMO 技术模拟培训的设备设施。

（2）相关科室床位充足：心血管内科、心脏大血管外科、呼吸内科、儿科、胸外科、急诊科开放床位数合计不少于 200 张，重症医学科或重症监护病房合计床位数不少于 20 张。

（3）临床经验丰富：近 3 年每年完成 ECMO 技术临床应用不少于 20 例，ECMO 技术成功撤除率达到 40% 以上。

（4）设施及人员配备：有与开展 ECMO 技术培训工作相适应的人员、技术、设备和设施等条件。有至少 5 名具有 ECMO 技术临床应用能力的指导医师，其中至少 2 名具有副主任医师职称。

2. 培训工作基本要求

（1）培训教材和培训大纲满足培训要求，课程设置包括理论学习、模拟训练和临床实践。

（2）保证接受培训的医师在规定时间内完成培训。

（3）培训结束后，对接受培训的医师进行考试、考核，并出具考核结论。

（4）为每位接受培训的医师建立培训及考试、考核档案。

二、培训内容

（一）理论培训

1. ECMO 的基本原理和作用机制　了解历史发展、应用现状、病理生理学知识、治疗原则、气体交换及循环支持的原理机制。

2. ECMO 的适应证和禁忌证　知晓 ECMO 的各种应用模式、适应证和禁忌证。

3. ECMO 设备的结构和监测维护　熟练设备的组成、机器的监测与维护。

4. ECMO 的操作流程和注意事项　熟记上下机流程及注意事项（图 6-4～图 6-6）、俯卧位流程及注意事项（图 6-7、图 6-8）、院内外转运流程及注意事项（图 6-9、图 6-10）、模式更换流程及注意事项。

5. ECMO 患者的监测和护理知识　监测患者日常体征、神经系统、实验室检查、抗凝管理、感染防控、ECMO 期间运行管理。

6. ECMO 患者的并发症及紧急情况处理　正确应对心肺肾功能相关并发症及处理，感染相关并发症及处理，血液系统并发症及处理，神经系统并发症及处理，ECMO 设备故障及处理，ECMO 电力系统故障及处理。

7. ECMO 患者的质控回顾　针对流程进行优化、质量控制、持续改进、治疗效果评估，数据收集与整理。

第六章 ECMO 的未来发展趋势

8. ECMO 患者的相关伦理问题　主要伦理问题包括适应性与非适应性评估、患者意愿与知情同意、患者隐私保护、设备撤除与临终关怀、医疗资源分配等。伦理问题的处理，建议制定指南与规范知情同意，家属和教育伦理委员会共同参与。

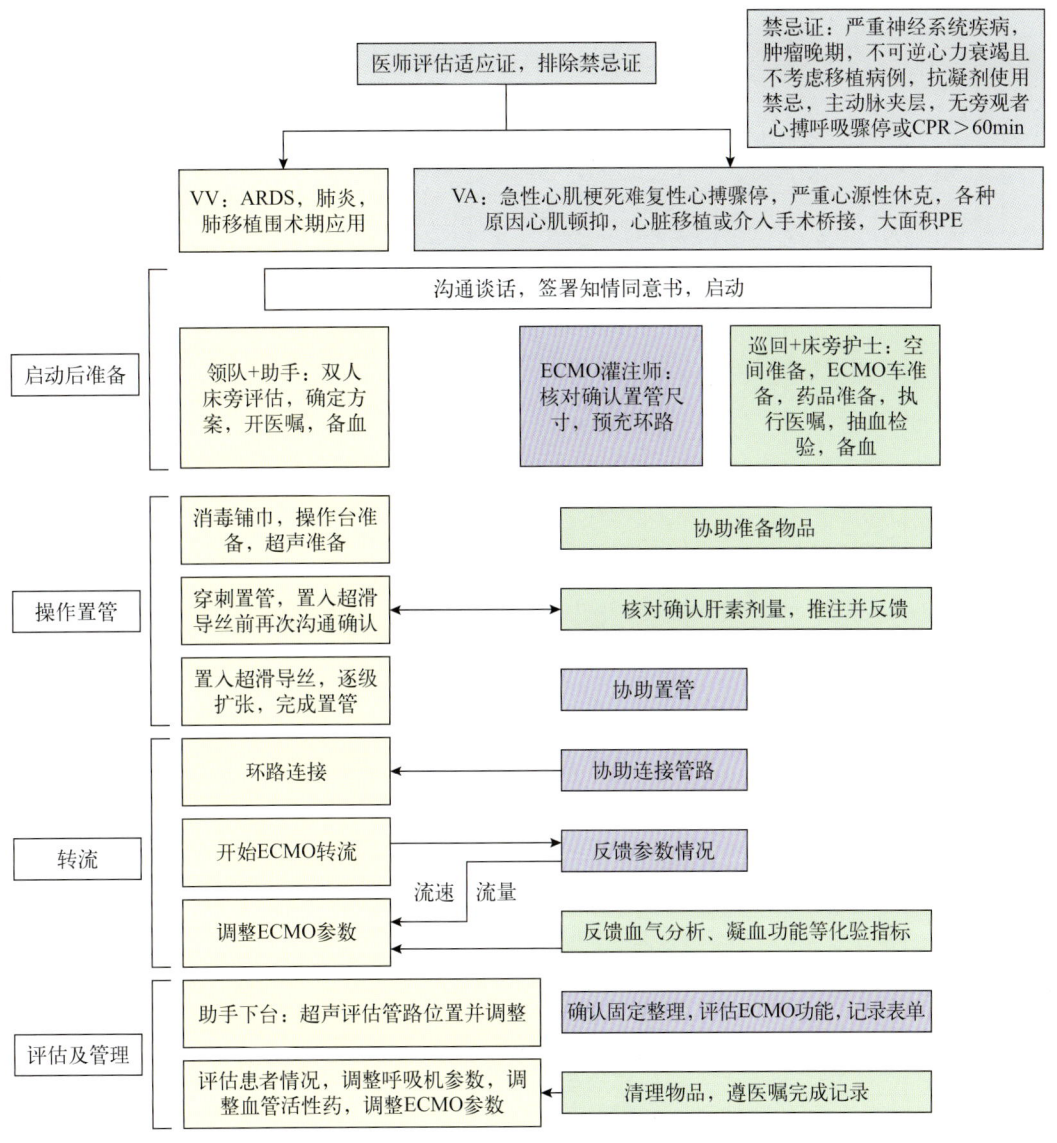

图 6-4　ECMO 上机流程

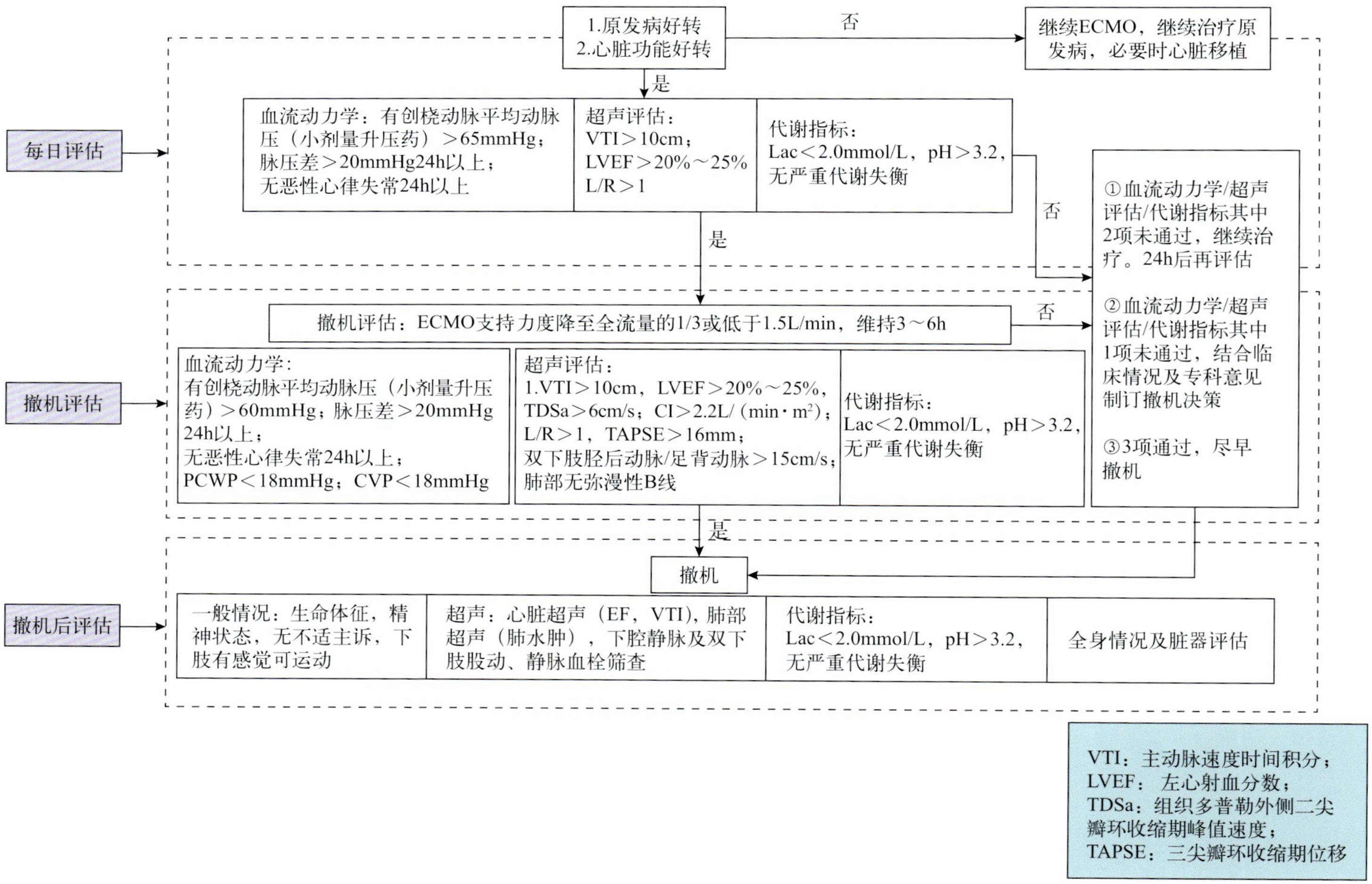

ECMO 技术与病例解析

每日评估

1. 原发病好转
2. 心脏功能好转

血流动力学：有创桡动脉平均动脉压（小剂量升压药）>65mmHg；脉压差>20mmHg 24h以上；无恶性心律失常24h以上

超声评估：VTI>10cm，LVEF>20%~25%，L/R>1

代谢指标：Lac<2.0mmol/L，pH>3.2，无严重代谢失衡

是 → 继续ECMO，继续治疗原发病，必要时心脏移植
否 → ① 血流动力学/超声评估/代谢指标其中2项未通过，继续治疗，24h后再评估

撤机评估

ECMO支持力度降至全流量的1/3或低于1.5L/min，维持3~6h

血流动力学：有创桡动脉平均动脉压（小剂量升压药）>60mmHg，脉压差>20mmHg 24h以上；无恶性心律失常24h以上；PCWP<18mmHg，CVP<18mmHg

超声评估：1. VTI>10cm，LVEF>20%~25%，TDSa>6cm/s，CI>2.2L/(min·m²)，L/R>1，TAPSE>16mm；2. 双下肢腘后动脉/足背动脉>15cm/s；肺部无弥漫性B线

代谢指标：Lac<2.0mmol/L，pH>3.2，无严重代谢失衡

是 → 撤机
否 → ② 血流动力学/超声评估/代谢指标其中1项未通过，结合临床情况及专科意见制订撤机决策
③ 3项通过，尽早撤机

撤机后评估

一般情况：生命体征、精神状态、无不适主诉，下肢感觉可运动

超声：心脏超声（EF，VTI），肺部超声（肺水肿），下腔静脉双下肢股动、静脉血栓筛查

代谢指标：Lac<2.0mmol/L，pH>3.2，无严重代谢失衡

→ 全身情况及脏器评估

VTI：主动脉速度时间积分；
LVEF：左心射血分数；
TDSa：组织多普勒外侧二尖瓣环收缩期峰值速度；
TAPSE：三尖瓣环收缩期位移

图6-5 VA模式撤机流程

第六章 ECMO 的未来发展趋势

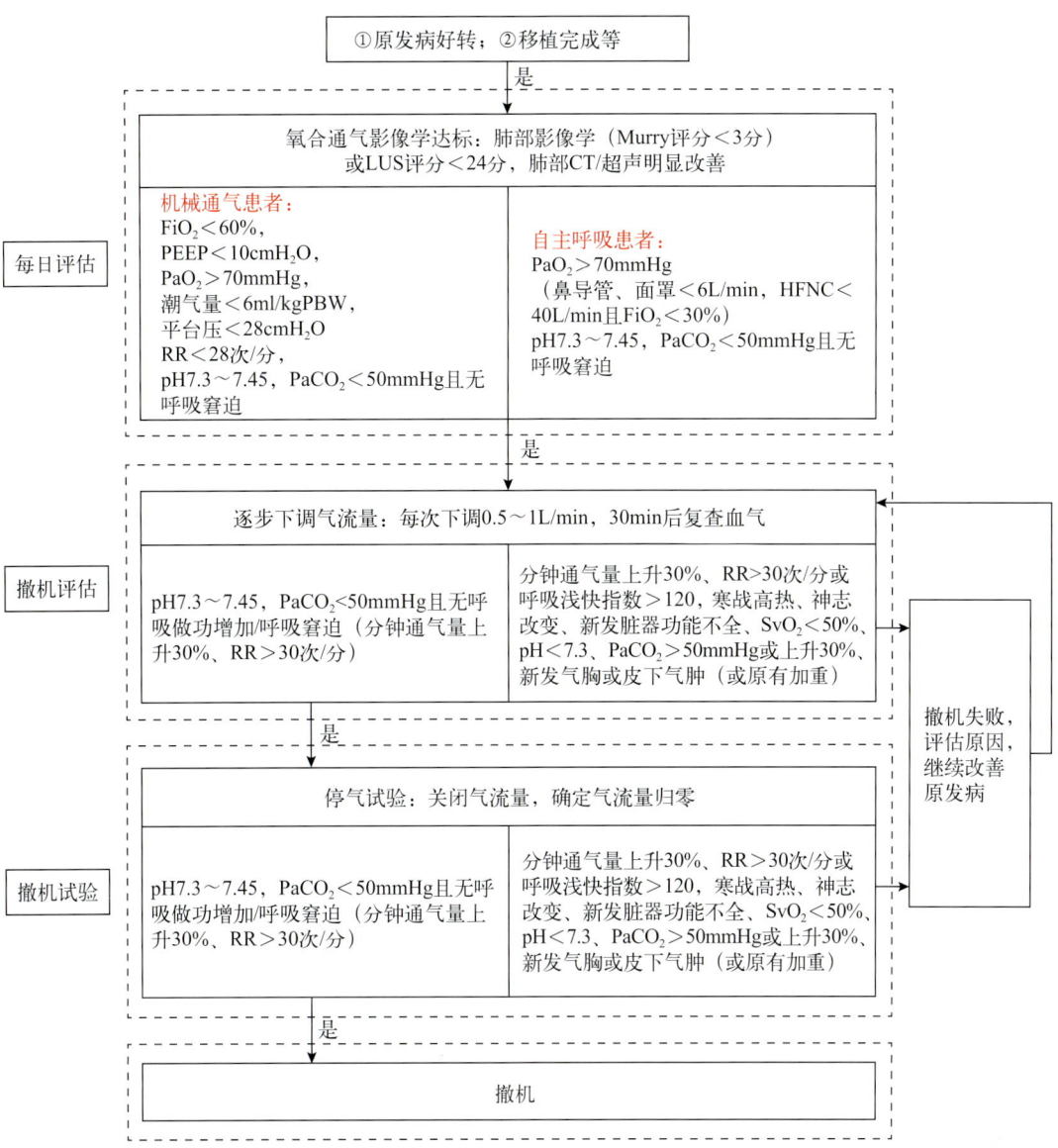

图 6-6 VV 模式撤机流程

ECMO 技术与病例解析

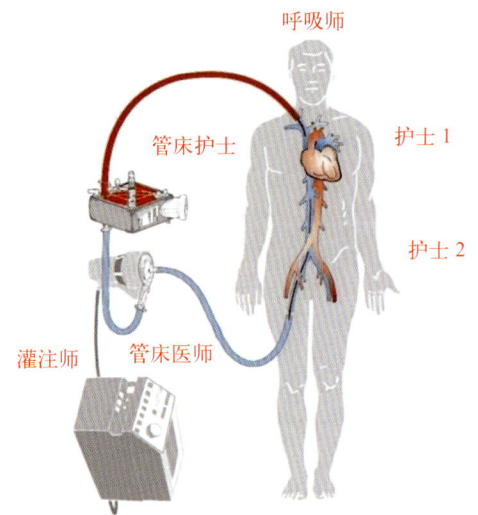

图 6-7 俯卧位人员站位图

人员分配	管床医师	呼吸师	灌注师	管床护士+护士1+护士2
	启动，确定人员角色，俯卧位过程中观察患者生命体征，发出指令，突发紧急情况解决	呼吸机设置，头部翻转，人工气道保护，颈部ECMO管道保护	ECMO机器，腹股沟管道保护，理顺引流管与灌注管等	俯卧位前物品及环境准备+患者肢体保护，协助翻身

| 俯卧位前准备 | 1.物品准备：床单、护理垫、保护性敷料、电极片、乳胶枕、普通枕、软枕
呼吸机调整：确认管路长度，调整管路至合适位置并去除呼吸管路内的积水
2.各类通路调整和管道检查加固：口插管去除牙垫加固；门齿处记号笔标记位置；鼻胃管/鼻肠管长胶布固定；去除面颊处固定；各类引流管；静脉导管；动脉导管；超滤导管；ECMO管道
3.环境及患者准备：去除床头床尾板，加长床单位；充分镇静镇痛；胃肠减压；清洁面部，眼睛湿润（闭眼或用胶带帮助闭眼）；所有的动静脉穿刺口敷料保持干净，吸痰，吸除口鼻处分泌物，口腔护理；无粘胶剪ině后插入人工气道固定绳下保护口插管的口唇部皮肤
4.连接线路准备：①动静脉线路避开患者身体，沿垂直方向走行；②引流管夹闭，置于床上患者旁；③导尿管夹闭，置于患者两腿之间；④超滤管道，颈部的沿垂直上方走行，腹股沟的沿大腿内侧往下走行；⑤饱和度指套置于右侧 |

| 俯卧位过程 | 1.听管床医师指挥，将患者向左侧翻转，翻转过程不去除指套，监测脉搏氧合
2.将患者连床单平移至右侧1/2，左侧1/2铺上新床单
3.翻转前患者左侧手臂压至身后，引流袋压至身后，水封瓶置于患者两腿间
4.翻转时在ECMO管路一侧的人员必须扶住ECMO管路一起翻转
5.头部、单侧躯体、双膝放置枕头（乳胶枕置于头部，软枕置于头朝向侧躯体床单下，普通枕垫于双腿下）
6.放置患者体位，口插管患者双足位于床垫尾端，气切患者肩膀和头部床垫齐平，双手臂呈"自由泳"式，抬起一侧手臂，脸的方向朝抬起手臂的方向，身体另外一侧的手臂往下，手掌向上。取平卧位，管床医师活动关节，确认关节有无脱位 |

| 俯卧位后整理 | 关注患者生命体征，调整用药 | 安置人工气道和颈部ECMO管道。呼吸机参数调整，监测气囊压力，患者潮气量的变化 | 调整ECMO参数，安置腹股沟管道、引流管与灌注管等 | 更换ECG电极片，重新监护，观察皮肤受压情况，在受压区域放置泡沫敷料，对边拉挺床单，安置输液、鼻饲管路 |

图 6-8 俯卧位流程

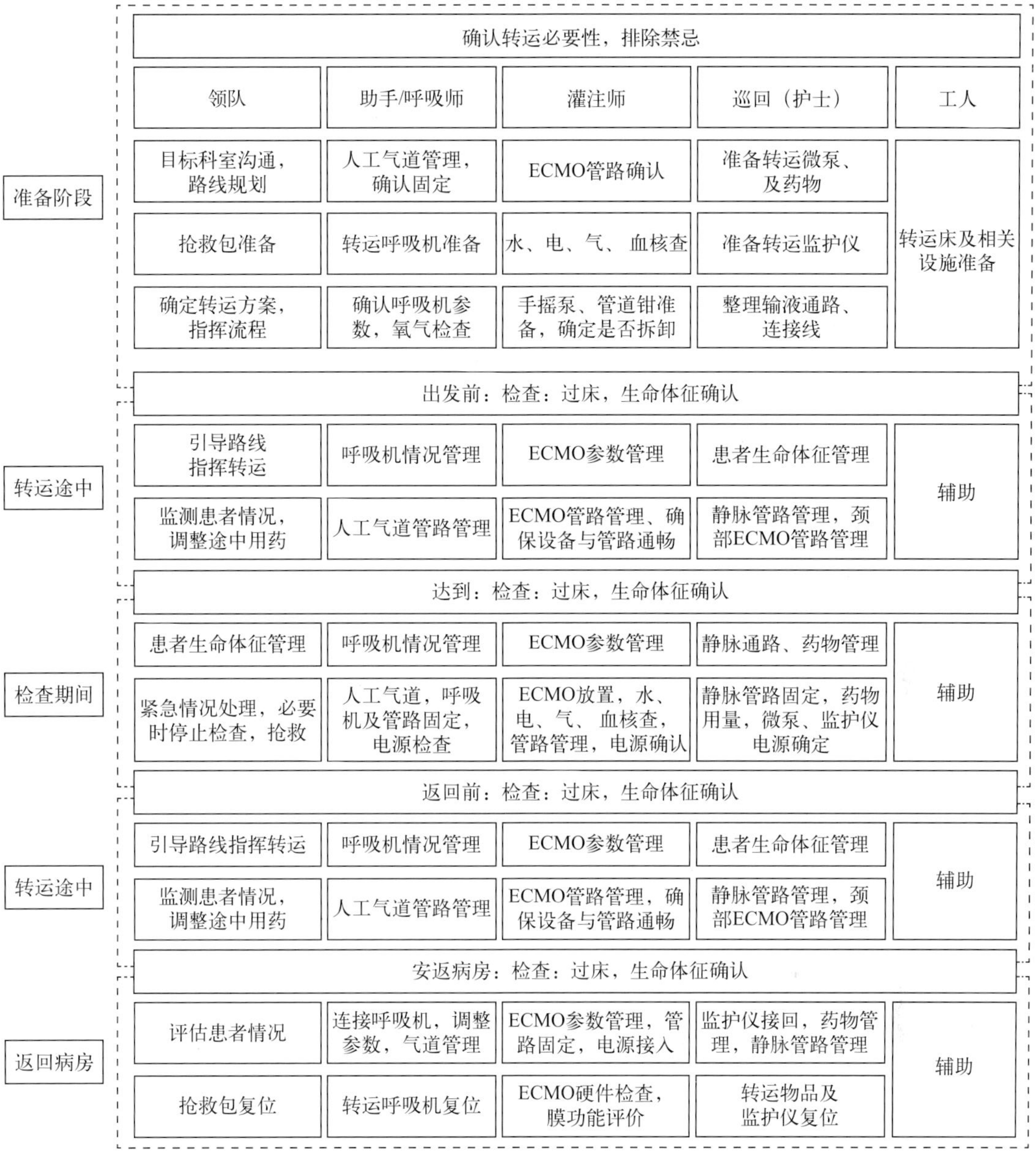

第六章　ECMO 的未来发展趋势

	确认转运必要性，排除禁忌				
	领队	助手/呼吸师	灌注师	巡回（护士）	工人
准备阶段	目标科室沟通，路线规划	人工气道管理，确认固定	ECMO管路确认	准备转运微泵、及药物	转运床及相关设施准备
	抢救包准备	转运呼吸机准备	水、电、气、血核查	准备转运监护仪	
	确定转运方案，指挥流程	确认呼吸机参数，氧气检查	手摇泵、管道钳准备，确定是否拆卸	整理输液通路、连接线	
	出发前：检查：过床，生命体征确认				
转运途中	引导路线指挥转运	呼吸机情况管理	ECMO参数管理	患者生命体征管理	辅助
	监测患者情况，调整途中用药	人工气道管路管理	ECMO管路管理、确保设备与管路通畅	静脉管路管理，颈部ECMO管路管理	
	达到：检查：过床，生命体征确认				
检查期间	患者生命体征管理	呼吸机情况管理	ECMO参数管理	静脉通路、药物管理	辅助
	紧急情况处理，必要时停止检查，抢救	人工气道、呼吸机及管路固定，电源检查	ECMO放置、水、电、气、血核查，管路管理、电源确认	静脉管路固定，药物用量、微泵、监护仪电源确定	
	返回前：检查：过床，生命体征确认				
转运途中	引导路线指挥转运	呼吸机情况管理	ECMO参数管理	患者生命体征管理	辅助
	监测患者情况，调整途中用药	人工气道管路管理	ECMO管路管理、确保设备与管路通畅	静脉管路管理，颈部ECMO管路管理	
	安返病房：检查：过床，生命体征确认				
返回病房	评估患者情况	连接呼吸机，调整参数，气道管理	ECMO参数管理，管路固定，电源接入	监护仪接回，药物管理，静脉管路管理	辅助
	抢救包复位	转运呼吸机复位	ECMO硬件检查，膜功能评价	转运物品及监护仪复位	

图 6-9　院内转运流程

ECMO 技术与病例解析

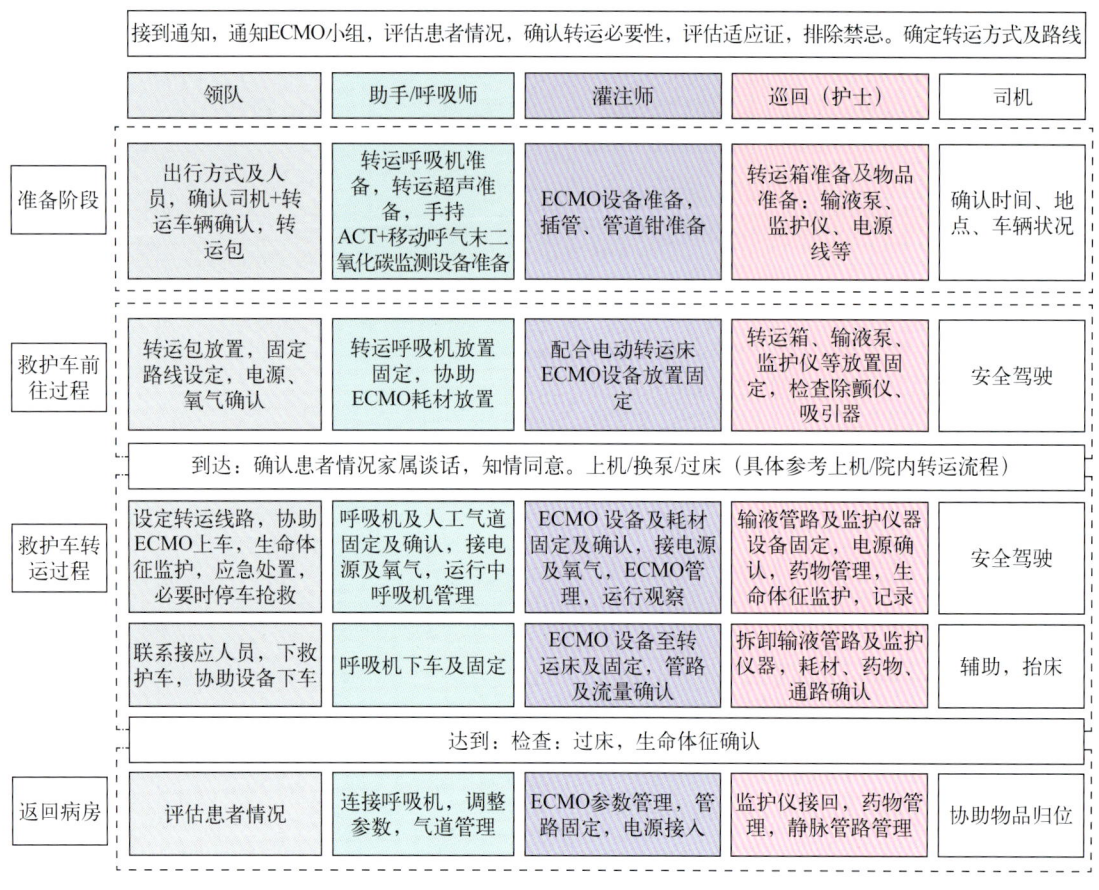

图 6-10 院外转运流程

（二）实践技能培训

1. ECMO 仪器设置　多媒体介绍 ECMO 仪器、功能按键及常见的参数设置；讲解仪器维护；临床情景问题设置。

2. ECMO 预充　多媒体联合实物展示及培训市售常见型号品牌机型。介绍 ECMO 的预充方式：检查仪器完好无损、连接监测探头、检查套包完整性、安装耗材、连接各压力监测探头、安装流量探头、连接气源、连接预充液、开机、连接水箱、预充、排气。分步骤示范讲解后，学员自主选择耗材，分组计时演练 ECMO 预充。

3. ECMO 置管　B 超引导下经皮穿刺，损伤小且出血少，为首选置管技术。置管前评估患者，排除禁忌证，选择合适的导管直径，置管应考虑最大 ECMO 辅助流量、可耐受的最大再循环率、患者舒适度、是否存在解剖学 / 静脉阻塞等情况。

多学科团队在 ECMO 置管失败后，协助切开置管。ECMO 置管过程中，密切关注凝血功能结果，管芯按大小型号依次扩张，置管成功后及时拔除管芯，管路远端采用管路钳夹闭，同时妥善固定管路，防止意外。ECMO 置管后需要进行管路定位，以右侧颈静脉及股静脉置管为例，管路的尖端位置分别位于右心房 (right atrium，RA) 与上腔静脉 (superior vena cava，SVC)、下腔静脉 (inferior vena cava，IVC) 交界处。教师示范血管超声的手法及超声引导置管的步骤，定位目标血管及方向，学员在系统下进行高仿真模拟穿刺训练及置管。

4. ECMO监护及应急管理　由教师带领进组参加ECMO患者的所有管理培训，包括仪器管理、血管通路管理、病情护理管理、情景演练模拟应急管理等方面。

5. ECMO转运　ECMO转运由团队完成。

（1）转运组长：负责评估患者病情，制订优选的转运路线，组内协调。

（2）巡回护士：负责患者转运准备，与灌注师一起核对转运核查单，关注患者生命体征。

（3）灌注师：负责ECMO机器运行及导管固定。

组织学员观看ECMO转运视频，讲解转运前、中、后的注意事项并正确填写转运核查单。学员组建临时转运团队，评估病情后提出转运方案、预估时间及突发应急情况(管路抖管、仪器报警、电量不足或断电、管路渗血、管路滑脱)的处理方法。模拟实操后，应用多媒体考察转运流程是否恰当，对于存在的问题，进行组内点评、组间点评，促进规范化流程的管理，确保转运安全。

6. ECMO撤机　ECMO撤机需建立在正确评估病情基础上，渐进式下调支持力度，缓慢并安全的撤机。回顾仪器参数调整相关知识及ECMO相关的病理生理，翻看指南，熟知撤机拔管流程及步骤。

（三）模拟演练

1. 场景模拟　模拟ECMO患者转运，处理并发症及紧急情况、ECMO设备维护及故障场景。

2. 操作演练　设备连接与预充演练、参数设置与调整演练、上下机操作演练、ECMO患者的护理操作演练、团队角色分工与职责演练、多学科协作演练。

3. 沟通与决策演练　医患沟通演练、团队内部沟通演练、临床决策演练。

4. 案例分析汇报　根据培训周期，按人次准备业务小讲课、病例回顾反思、疾病查房等形式进行汇报，组织学员进行讨论，然后给出一定的评价指导意见。通过这种方式促进学员对相关理论知识的充分掌握，同时带动学员之间的相互学习。

三、培训目标

考核成绩（共计100分），题型包含单选题、多选题、基础理论知识、病例分析。在开始接受培训前，先进行摸底考试1次，培训结束后，再进行结业考试。摸底考试和理论考核的试题均来自自建题库，通过问卷完成。

操作演练由不同身份教师对所属环节的职责进行打分，反馈总结。临床实践由带教指导老师根据实践手册进行评分。

旨在使培训学员达到以下要求。①独立完成ECMO设备的安装和调试；②熟练掌握血管通路建立、管路连接等关键操作；③具备监测和维护ECMO系统的能力，及时发现并处理异常情况；④掌握ECMO患者护理要点，包括抗凝管理、机械通气管理、感染控制、

CRRT 联合应用等。

四、培训周期与持续教育

ECMO 培训周期一般涵盖理论学习（1～2 周）、模拟训练（2～3 周）、临床见习（1～2 个月）和独立实践（1～2 个月）。在培训结束后一般还需定期进行病例回顾、ECMO 新技术治疗更新、在线课程学习（每月 1 次）、视频教程、文献资料学习。每 6 个月举办 1 次多学科交流研讨，开展持续教育，定期组织复训，更新最新的 ECMO 技术和操作规范，确保学员的知识和技能与时俱进。

培训基地需要积极安排学员参与实际 ECMO 治疗病例，积累宝贵的临床经验。提供长期的技术支持服务，解决学员在工作中遇到的问题和困难。定期评估并反馈改进意见，更新指南和技术进展，鼓励举办或参加学术会议。积极开展研究与发展新技术、新项目，支持组织和参与临床研究。

（陈敏丽　孙亚冰）

参考文献

龙村, 赵举, 2016. 体外循环和模拟教学[J]. 中国体外循环杂志, 14(1):1-2

Amodeo I, Di Nardo M, Raffaeli G, et al. 2021. Neonatal respiratory and cardiac ECMO in Europe[J]. European Journal of Pediatrics, (180):1675-1692

Betit P, 2018. Technical Advances in the Field of ECMO[J]. Respiratory Care, (63):1162-1173

Cai T, Swaney E, Van Den Helm S, et al. 2022. The evolution of extracorporeal membrane oxygenation circuitry and impact on clinical outcomes in children:A systematic review[J]. ASAIO Journal, (69):247-253

Chen Y, Li D, Liu Z, et al. 2023. Research progress of portable extracorporeal membrane oxygenation[J]. Expert Review of Medical Devices, (20):221-232

Combes A, Brodie D, Chen Y, et al. 2017. The ICM research agenda on extracorporeal life support[J]. Intensive Care Medicine, (43):1306-1318

Jones-Akhtarekhavari J, Tribble TA, Zwischenberger JB, 2017. Developing an extracorporeal membrane oxygenation program[J]. Crit Care Clin, 33(4):767-775

Li X, Chen F, Gao L, et al. 2024. Mapping a decade (2014-2024) of research on extracorporeal membrane oxygenation for acute respiratory distress syndrome:A visual analysis with cite space and VOS viewer[J]. Journal of Multidisciplinary Healthcare, (17):4531-4548

Maclaren G, Combes A, Bartlett RH, et al. 2012. Contempomry extmcorporeal membrane oxygenation for adult respimtory failure:life support in the new era[J]. Intensi Ve Care Med, (38):210-220

Martin AK, Jayaraman AL, Nabzdyk CG, et al. 2021. Extracorporeal membrane mxygenation in lung transplantation:analysis of techniques and outcomes[J]. J Cardiothorac Vasc Anesth, 35(2):644-661

Vercaemst L, 2023. Year in review:Highlights in ECLS innovation and technology, anno 2022-2023[J]. Perfusion, (39):31-35

第七章
ECMO 相关伦理和法律问题

第一节　ECMO 治疗的伦理考量

生到死,是一个质的变化,且不可逆转。但如果 ECMO 代替心肺工作的生命支持技术越发成熟、越被广泛应用,在某些情况下,生与死的界定便会模糊化。是否可以设想在未来,犹如电脑的发展历程般,从庞大笨重的体积到现如今的一手可握,ECMO 设备和功能是否也会更加精细小巧化、成熟化、集成一体化,是否也能发展成一个如书包大小般的单体式、可移动式设备,缺心少肺的患者也能背着这个 ECMO 设备自由行动?每一项技术的突破,都是对当前既定伦理的一个挑战。

展望未来,活在当下。鉴于目前 ECMO 技术的成熟度,其主要还是集中应用于因严重心、肺功能受损危及生命的病例。

一、严重的急性呼吸衰竭

此类患者的肺功能下降,通气和氧合能力严重受阻,使用常规的呼吸支持技术(如机械通气)已无法提供足够的氧气或去除二氧化碳。此时,ECMO 的使用可以提供必要的氧合及清除二氧化碳,减轻呼吸机相关的肺部损伤。

二、等待心/肺移植的患者

此类患者的心脏或肺脏功能可能已严重衰竭,不能维持生活中基本的生理需求,而 ECMO 可以作为暂时性的替代措施,持续维持患者的基本生理功能,直至找到适合的供体器官。

三、心脏大手术

尤其是大型的心脏修复或置换手术后,患者的心脏可能暂时无法维持足够的心排血量,而 ECMO 可以提供心脏功能的支持,帮助患者的心脏逐渐恢复到能够独立工作的状态。

四、对于进行常规心脏复苏后仍未恢复自主心搏的患者

ECMO 可以被用作持续的心脏复苏手段,这种情况通常被称为 ECPR,它可以提供足够的循环支持,帮助恢复心脏功能,增加存活率和神经功能的恢复。

五、中毒和药物过量患者

一些特定的中毒和药物过量，其某些成分如心脏抑制剂或肺毒性物质，会对心脏或肺部造成严重的影响，导致心脏或呼吸衰竭，而ECMO可以作为支持治疗，帮助患者维持生理功能，直到毒素被清除或药效消退。

六、判定心脏死亡或脑死亡的器官捐献者

通过ECMO体外循环技术，代替心、肺的功能，实现捐献者全身的氧供和血流动力学处于相对平稳的状态，保证了器官的血流灌注和全身的氧供，在捐献器官离体前维持正常的活性功能，保障其质量。

七、其他因素影响

此类应用场景较难定义，或是患者家属的不舍得，或是外部因素的要求须延迟其下机时间等。

国内外的各项研究及实践，已充分展现了ECMO技术的优越性，乃至被神器化，但它本身却不具备治疗的作用。ECMO设备具有前期的高投入、启动后的高资源消耗、定期的高额维护费用等特点，大大限制了量的投入使用。不仅如此，ECMO还融合了多学科内容，需要多团队的配合和医务人员的配备，培养一个ECMO医务人员所需的相关教育和培训也占用了较高的经济负担。对患者或其家属而言，高昂的治疗费、后续的医疗照顾及可能发生的严重不良反应等，同样也限制了该技术的使用。用或者不用、怎么用、用了后什么时候不用？任何一个抉择在涉及对医疗技术评估、患者或其家属意愿之外，还存在伦理的考量。

用与不用的矛盾点，主要集中在患者预后方面。ECMO技术本身并不具备治疗作用，只是一个辅助治疗的手段。上机的费用不仅高昂，上机后还可能存在感染、出血、血栓、溶血、末端肢体缺血、肾衰竭等一系列的并发症及不良后果，甚至引发败血症乃至危害患者生命。由于ECMO技术复杂且风险较高，因此，ECMO治疗过程中的知情同意问题就成了关键，即尊重患者的自主性，这是医学伦理学的基本原则之一。医师必须向患者及其家属全面、准确地解释治疗的目的、过程、潜在风险、预后，以及后续治疗费用承担问题，确保他们能够在充分理解的基础上做出自主决策。然而，在实际操作中，由于病情的紧急性和患者可能处于昏迷状态，获得有效的知情同意往往面临挑战。这要求医疗团队不仅要具备出色的沟通技巧，还要建立有效的伦理审查机制，确保每一个治疗决策都符合伦理原则，尊重患者的自主权和尊严。如果患者拒绝接受ECMO治疗，医师应该给予尊重，并采取其他合适的治疗方法。

此外，ECMO治疗还应考量患者利益最大化，即有利性考量。在决定是否采用ECMO前，医疗团队必须综合考虑患者的整体健康状况、预期治疗效果、生活质量，以及潜在并发症等因素，确保治疗方案对患者而言是最佳选择。这要求医师不仅要具备精湛的医学技能，还要具备深厚的伦理素养，能够站在患者的角度，做出最符合其最大利益的决策。在

第七章　ECMO 相关伦理和法律问题

ECMO 治疗期间，医疗资源的消耗是巨大的，包括人力资源、器械耗材和药物等。如果将这些资源用于已经无望恢复的患者身上，可能会对其他有救治希望的患者造成不公平。因此，医疗团队需要在患者的救治需求和医疗资源的公平分配之间找到平衡点。

怎么用？疾病适应证与不适性如何判断？ECMO 技术的临床应用在不断克服医学局限、突破医学边界，新技术的开展也在不断更新，今天的不适宜也许在克服某些关卡后就是明天的适应证了。这不仅是医务人员团队的技术水平与患者疾病不断变化的较量，更是一项持续完善技术、更新技术、扩大适应证、突破疾病限制的较量。反过来，原先的适应证，后续就可能变成不适用的条件了，这都是符合医学伦理的变化原则。常态化开展病情评估，根据病情变化调整 ECMO 使用，实时监测患者的生命体征、体液循环及呼吸功能变化情况，及时发现出血、凝血等不良后果。

用了后什么时候可以不用了？当患者的基础疾病改善后，自然可以考虑撤机；还可能存在部分患者因为经济原因选择提前终止 ECMO 治疗，这些都是最常见的。但往往存在其他复杂原因，导致上机难、下机更难。当患者病情未能明显改善，且经多学科会诊、伦理讨论，多位专家一致认为无论是否使用 ECMO，患者生存的可能性已经为零时，医护人员应考虑撤除 ECMO。然而，撤除 ECMO 可能会引发家属的不满和纠纷，因此医护人员在撤除 ECMO 时，应充分与患者家属沟通，解释撤除的原因和必要性。患者或家属的意愿在 ECMO 治疗中具有重要地位，医护人员应尊重患者或家属的意愿，充分告知其治疗的相关信息，使其能够自主地参与医疗决策。在撤机后，医护人员还应密切关注家属的心理状态，提供必要的心理支持，避免对患者家属的二次伤害。

已宣告死亡的患者，医师提供其医疗措施的义务就终止了，但宣告患者的死亡是作为医师职业的法定义务之一。没有任何的法律或伦理上规定，医师必须征得家属同意才能宣告患者死亡。停用 ECMO 设备之所以如此困难，是由于 ECMO 技术的介入改变了患者临床死亡的进程，模糊了死亡的概念，医师失去了死亡判定依据，以及停止提供医疗措施的伦理依据。正是因为如此，存在着某一个空间、某些因素的影响，将患者的死亡时间延后宣告，甚至是延后几天乃至更长时间宣告，是伦理论证中的一个难点。

医疗资源的有效分配，需体现其最大的利益化，保障其社会公正，这也成为一个伦理调整的难题。因为 ECMO 的前期投入成本高，医疗机构配备的量也少，且其治疗需要耗费巨大的人力资源、器械耗材损耗和药物，所以传统的伦理原则在 ECMO 患者中难以完全适用。因此，医护人员在使用 ECMO 时，应考虑医疗资源的公平分配，确保有限的医疗资源能够合理分配给最需要的患者。当一个经多位专家判断继续使用 ECMO 无效或者疗效甚微的患者，与另一个急需 ECMO 且使用后能显著改善病情的患者同时存在时，矛盾的出现，伦理的冲突，医护人员的决策必定存在倾向性。

ECMO 治疗的退出标准是医护人员在撤除 ECMO 时的重要依据。医护人员应根据患者的具体情况，制订合理的退出标准，确保撤除 ECMO 的决策符合伦理要求。

综上所述，随着 ECMO 技术的越来越成熟，ECMO 的适应证也在逐步扩大，它的应用挽救了许多濒临死亡患者的生命。但 ECMO 技术作为一项复杂的新兴技术，仍存在不足之处，如并发症较多、有效性仍有较多不确定性、高额的费用，与患者及其家属所预期的结果不甚相符等问题。因此，严格的适应证入选标准、详细的知情告知、治疗过程中常态化评估与监测、参数指标的动态调整，以及后续必要的安慰与关怀，在 ECMO 治疗的伦理学问题中至关重要。ECMO 的使用与撤机，都存在着伦理的考量，因此笔者建议成立一个完整的 ECMO 团队，将伦理学顾问纳入其中，针对性处理伦理学的各种问题，尤其某些矛盾突出的问题，比如死亡的判定、资源的有效分配等，给予积极的态度。根据国家法律导向，制定制度、完善流程、提升观念、提高技术水平、促进 ECMO 技术的快速发展，为医学及社会都能做出更好的成效。

（徐万田　陈亚波）

第二节　ECMO 治疗涉及的法律框架及患者权益

ECMO 作为一种先进的体外生命支持技术，已被广泛应用于救治各种严重心肺功能衰竭的患者。它通过部分或全部替代患者的心肺功能，为患者提供必要的氧合与通气，从而为诊断和治疗原发病创造更多时间。然而，ECMO 治疗也涉及复杂的法律法规和患者权益，这些问题对于维护医疗秩序、推动医疗技术的发展应用、确保患者的安全等具有重要意义。目前的医疗现状，普遍存在着"重技而淡法"的现象，医疗机构的法治建设、医务人员的法律素养都有待加强。

一、ECMO 治疗中的法律责任

（一）医疗机构的法律责任

医疗机构是 ECMO 治疗的主体单位，承担着技术审核准入、行业规范管理的重要责任。同时，医疗机构也是 ECMO 治疗的承责单位，必须肩负起必要的法律责任。

浙江省卫生健康委关于印发《浙江省医疗技术临床应用管理办法实施细则》（浙卫发〔2019〕24 号）文件中，明确将 ECMO 技术纳入省级限制类技术目录（2019 版），随后国家限制类技术目录（2022 版）也将其纳入国家限制类技术，同时这两项目录中均发布了相应的临床应用和治疗操作规范。

《体外膜肺氧合技术临床应用管理规范》规范了对 ECMO 技术的规范管理和作业要求，以确保在医疗机构的临床应用中，能够安全、有效和规范地实施 ECMO 技术，是医疗机构及其医务人员开展 ECMO 技术的最低要求。规范中明确指出，医疗机构开展 ECMO 技术应当与其功能、任务和技术能力相适应，并具备相应的诊疗科目、重症医学科或重症监护病房及经过 ECMO 技术培训并考核合格的医务人员。自此，ECMO 技术的应用和管理受到了严格的管理和监管，医疗机构对该技术的准入必须严格审核，完善相关场地、设备、诊疗科目、技术能力评估、新项目的技术审核及伦理审核等，并接受上级部门监督管理。

当 ECMO 技术落地医疗机构后，医疗机构必须担负起必要的法律责任，主要包括确保医疗行为的合法性、提供合格的医疗服务、保障患者的合法权等。如果因为医疗机构或医

第七章 ECMO 相关伦理和法律问题

务人员原因导致患者受到损害的，应当承担相应的法律责任。

1. **确保医疗行为的合法性** 医疗机构应当确保所实施的 ECMO 治疗符合法律法规的要求，包括取得相应的执业资格、遵循诊疗规范、使用合格的医疗器械等。

2. **提供合格的医疗服务** 医疗机构应当提供符合标准的 ECMO 治疗服务，包括制订合理的治疗方案、确保医疗安全、提供必要的医疗设备和护理等。

3. **保护患者的合法权益** 医疗机构应当尊重患者的知情权、同意权、隐私权等合法权益。

（二）医务人员的法律责任

ECMO 技术作为一项国家限制类技术，对从业人员的资质必须严格把关，需有相关技术培训的证明及结业证书。

具有相应资格的医务人员在 ECMO 治疗中同样承担着重要的法律责任，主要包括确保诊疗行为的合规性、提供合理的诊疗建议、保护患者的知情权等。医务人员应当确保所实施的 ECMO 治疗符合法律法规和诊疗规范的要求；应当根据患者的病情和需要，提供合理的诊疗建议，这些建议应当基于医学知识和实践经验，确保患者的安全和健康；应当向患者及其家属详细告知 ECMO 治疗的目的、方法、步骤、风险，以及预期效果等信息，并确保患者及其家属充分理解。若医务人员违反相应的法律法规、诊疗规范、医疗机构内部制度规定等而导致患者受到损害的，需承担相应的法律责任。

二、ECMO 治疗中的患者权益

ECMO 技术作为一种高风险、高创伤性的治疗手段，在治疗过程中，患者可能会发生出血、感染及神经系统等严重并发症，对患者的生命健康造成严重威胁。同时，ECMO 治疗需要消耗大量的医疗资源，包括设备、药物和人力资源等，治疗成本高昂，对于患者及其家庭来说是一笔不小的经济负担。所以在 ECMO 治疗中，需关注、维护患者的相关权益。

（一）患者知情权

患者知情权是指患者有权了解自己的病情、治疗方案、医疗风险，以及预后情况等信息。在 ECMO 治疗中，患者知情权尤为重要。

1. **病情告知** 医疗机构和医务人员应当向患者及其家属详细告知患者的病情，包括病因、病理、生理、病理解剖、诊断和治疗原则等方面的信息。这些信息有助于患者及其家属更好地了解病情，做出合理的治疗选择。ECMO 治疗往往具有时间紧迫性，延迟进行可能会进一步降低患者的生存率。因此，在临床决策中不仅需要迅速而准确地评估患者的病情和治疗方案，还要及时告知患者或其家属，加强有效沟通。

2. **治疗方案告知** 正因为 ECMO 治疗存在高风险性，医疗机构和医务人员应当向患者及其家属详细告知 ECMO 治疗方案，包括治疗目的、方法、步骤、风险及预期效果等方面的信息，同时提供替代方案，详细阐述本方案与替代方案之间的优劣。治疗费用也是一个重点告知项目，无论是医保还是自费都是不小的支出。

3. **医疗风险告知** ECMO 的治疗可能产生各种并发症，包括感染、出血、血栓形成、器官损伤、影响预后等的情况，这些都需提前详细告知患者及其家属，便于他们做出明智的决策。

（二）患者同意权

知情，方有同意。患者及其家属有权自主决定是否接受医疗行为或治疗方案。

1. 自主决策　通过医师告知后，患者有权根据自己的病情和意愿，自主决定是否接受ECMO治疗。医务人员应当尊重患者的自主决策权，不得强迫或诱导患者接受治疗。

2. 知情同意　在患者决定接受ECMO治疗前，医疗机构和医务人员应当详细告知患者及其家属治疗的目的、方法、步骤、风险，以及预期效果等信息，并取得患者的书面知情同意，将签字后的知情同意书存入患者病历中。

3. 拒绝治疗权　患者有权拒绝接受ECMO治疗。如果患者拒绝治疗，医疗机构和医务人员应当尊重患者的意愿，不得强迫或威胁患者接受治疗。但医务人员必须向患者及其家属详细解释拒绝治疗的后果和风险，并取得患方签字。

（三）患者隐私权

患者隐私权是指患者有权保护自己的个人信息和医疗信息不被泄露或滥用，是患者必须被维护的基本权益。在ECMO治疗中，患者隐私权同样需要得到充分保障。

1. 个人信息保护　注重保护患者的个人信息，包括姓名、年龄、性别、住址、联系方式等，这些个人信息均受法律保护。

2. 医疗信息保密　患者病情、诊断、治疗方案、检查结果等医疗信息，不得泄露给未经授权的第三方，除非法律另有规定或经患者同意。

3. 特殊情况下的信息披露　在特殊情况下，如公共卫生事件、传染病防控等，医疗机构和医务人员，以及上级主管部门有可能需要向相关部门披露患者的个人信息和医疗信息，但医疗机构和医务人员也应当遵循法律法规的要求，确保信息披露的合法性和必要性。

三、ECMO治疗中的医患关系处理

医患关系是指医患双方在医疗过程中产生的特定医治关系，当前也正逐步成为调整医患关系、保护双方权益的重要手段，使医患双方均受法律保护。在医患关系中，法律约束主要体现在医疗行为的合法、医疗责任的承担，以及患者权益的保护等方面。对于ECMO治疗而言，这些法律约束同样适用。

医院发生的医患关系，主要针对医疗纠纷，集中在医疗过错、医疗服务满意度、医疗费用等方面。医疗过错引起的医疗事故需开展医疗鉴定，划分责任，依据医疗行为与损害结果划定医疗过错程度，分为完全、主要、同等、次要、轻微责任。

医患关系的处理，重点在于加强双方之间的沟通。发生医疗纠纷时，医患双方首先进行协商调解，寻求共同的解决方案。协商结果不一致，任何一方可向主管卫生行政部门提出进一步处理请求。卫生行政部门一般会再次协商调解，如若协商再一次失败，会建议患者或家属向三级医疗事故鉴定委员会诉诸进行鉴定。对处理结果仍不接受的，可以向当地人民法院提起诉讼，由法院依法进行审理和判决，诉讼裁决具有最终法律效力，双方应当

第七章　ECMO 相关伦理和法律问题

履行。

为了预防和处理 ECMO 治疗中的医疗纠纷，医疗机构应当加强医疗质量管理，建立完善的医疗质量监控体系。医务人员应当遵循诊疗规范，确保医疗行为的合法性和合规性。同时，医疗机构应当定期对医务人员进行培训和考核，提高医务人员的专业技能和服务水平。

医务人员应当加强与患者的沟通和交流，使用通俗易懂的语言告知患者病情和治疗方案，避免使用专业术语，确保患者充分了解自己的病情和治疗方案。同时，医务人员应当耐心听取患者的意见和诉求，实行医患共同决策。

（徐万田　陈亚波）

参考文献

窦晓婧，王清平，2021. 体外膜肺氧合技术在器官捐献供体维护中的应用 [J]. 透析与人工器官，32(3):39-41+55

高汉铭，周开焕，卢俊宇，2024. 体外膜肺氧合治疗急性呼吸窘迫综合征的研究进展 [J]. 广西医学，46(10):1450-1457

郭永松，李平，2002. 论医患关系的法律属性与法律应用 [J]. 中华医学教育探索杂志，1(1):76-78

韩丹，2021. ECMO 技术的临床伦理问题探析 [J]. 医学与哲学，42(8):27-31

郝荣，朱悦，田思楠，等，2022.《中华人民共和国基本医疗卫生与健康促进法》第一百零二条法律责任有关问题探讨 [J]. 中国卫生监督杂志，29(1):9-12

洪欣琳，2022. 我国公民个人医疗数据信息的法律保护 [J]. 医学与法学，14(5):82-88

黄思云，梅举，魏柯，等，2025. 心脏外科术后患者行体外膜肺氧合治疗常见并发症的临床分析 [J]. 同济大学学报（医学版），46(1):66-71

蓝倩，李壮江，孙煦勇，等，2015. 体外膜肺氧合应用在捐献器官移植中的伦理学意义 [J]. 中国医学伦理学，28(5):741-744

王嘉蔚，2023. 公立医院医务人员法律素养提升的分析与思考 [J]. 继续医学教育，37(6):149-152

王将军，王婧，邓利强，等，2023. 医疗机构法治建设问题与对策 [J]. 中国医院，27(5):79-82

王志为，杨志豪，2013. 心死亡捐献供体器官保护中体外膜肺氧合技术的应用研究进展 [J]. 中华临床医师杂志（电子版），7(24):11614-11618

谢琴芬，彭传会，郑树森，2019. 体外膜肺氧合在器官移植领域中的应用进展 [J]. 中华移植杂志（电子版），13(2):156-160

虞凯，徐凯，2024. 基于民法典的医患沟通标准化流程探析 [J]. 现代医学，52(S1):237-242

张雷，盛锡楠，李洁，2024. 临床诊疗决策中的伦理问题与共同决策之道 [J]. 医学与哲学，45(24):8-11

赵明坤，许传屾，王峰，等，2019. ECMO 联合 CRRT 技术在脑死亡伴心肺功能不全供者器官功能维护中的应用 [J]. 中华器官移植杂志，(5):293-297

赵学诚，张国强，2021. 重视成人 ECMO 中的伦理问题 [J]. 中国急救医学，41(7):613-616

周湛明，2018. 践行以患者为中心的有效沟通模式在改善医疗关系中的应用 [J]. 中国卫生标准管理，9(16):15-17

附录
常用 ECMO 术语表

英文缩写	英文全称	中文释义
AAPCC	American Association of Poison Control Centers	美国毒物控制中心协会
ACT	activated coagulation time	激活全血凝血时间
AHA	American Heart Association	美国心脏协会
ALT	alanine aminotransferase	丙氨酸氨基转移酶
AMI	acute myocardial infarction	急性心肌梗死
APTT	activated partial thromboplastin time	活化部分凝血活酶时间
ARDS	acute respiratory distress syndrome	急性呼吸窘迫综合征
AV-ECMO	arterio-venous extracorporeal membrane oxygenation	动脉 - 静脉体外膜肺氧合
BMI	body mass index	体重指数
CA	cardiac arrest	心脏停搏
CABG	coronary artery bypass grafting	冠状动脉旁路移植术
CAG	coronary angiography	冠状动脉造影
CBT	cognitive behavioral therapy	认知行为疗法
CCHD	complex congenital heart disease	复杂型先天性心脏病
CCPR	conventional cardiopulmonary resuscitation	传统心肺复苏
CCU	cardiac care unit	心脏监护病房
CDH	congenital diaphragmatic hernia	先天性膈疝
CFA	common femoral artery	股总动脉
CGS	cardiogenic shock	心源性休克
CK-MB	creatine kinase isoenzymes	肌酸激酶同工酶
COVID-19	coronavirus disease 2019	新型冠状病毒感染
CPAP	continuous positive airway pressure	持续气道正压通气
CPOT	critical-care pain observation tool	重症监护疼痛观察工具
CPR	cardiopulmonary resuscitation	心肺复苏
CRP	C-reactive protein	C 反应蛋白
CRRT	continuous renal replacement therapy	连续性肾脏替代治疗

附录　常用 ECMO 术语表

续表

英文缩写	英文全称	中文释义
CRT	capillary refill time	毛细血管再充盈时间
CT	computed tomography	计算机断层扫描
CTA	computed tomography angiography	CT 血管造影
cTnI	cardiac troponin I	心肌肌钙蛋白 I
CTPI	computed tomography perfusion imaging	CT 灌注成像
CVP	central venous pressure	中心静脉压
D2	the second diagonal branch of the coronary arteries	冠状动脉第二对角支
DFA	deep femoral artery	股深动脉
DO_2	oxygen delivery	氧输送
DPC	distal perfusion catheter	远端灌注导管
DR	digital radiography	数字化放射摄影
DU	doppler Ultrasound	多普勒超声
DSA	digital subtraction angiography	数字减影血管造影
ECLS	extracorporeal life support	体外生命支持
ECMO	extracorporeal membrane oxygenation	体外膜肺氧合
ECPR	extracorporeal cardiopulmonary resuscitation	体外心肺复苏
EF	ejection fraction	射血分数
EICU	emergency intensive care unit	急诊重症监护室
ELSO	Extracorporeal Life Support Organization	国际体外生命支持组织
ERC	European Resuscitation Council	欧洲复苏委员会
$ETCO_2$	end-expiratory carbon dioxide	呼气末二氧化碳
EVLWI	extravascular lung water index	血管外肺水指数
FiO_2	fraction of inspired oxygen	吸入氧浓度
FS	fractional shortening	左心室缩短分数
HFNC	high-flow nasal cannula oxygen therapy	高流量氧疗/经鼻高流量湿化氧疗
HRPE	high-risk pulmonary embolism	高危肺动脉栓塞
hs-TnI	high sensitivity troponin I	超敏肌钙蛋白 I
IABP	intra-aortic balloon pump	主动脉内球囊反搏
ICH	intracranial hemorrhage	颅内出血
ICU	intensive care unit	重症监护病房
IHCA	in-hospital cardiac arrest	院内心搏骤停
IVC	inferior vena cava	下腔静脉

续表

英文缩写	英文全称	中文释义
KPS	Karnofsky performance status score	卡氏功能状态评分
Lac	lactate	血浆乳酸
LAD	left anterior descending branch	左前降支
LCX	left circumflex artery	左回旋支
LM	left main coronary artery	左主干
LVEDA	left ventricular end-diastolic area	左心室舒张末期面积
LVEDD	left ventricular end-diastolic dimension	左心室舒张末期内径
LVEF	left ventricular ejection fraction	左心室射血分数
LVOT VTI	left ventricular outflow tract velocity-time integral	左心室流出道速度时间积分
MAP	mean arterial pressure	平均动脉压
MAS	meconium aspiration syndrome	新生儿胎粪吸入综合征
MCA	middle cerebral artery	大脑中动脉
MCS	mechanical circulatory support	机械循环支持
MDT	multi-disciplinary team	多学科团队协作
MOF	multiple organ failure	多器官功能衰竭
MS	mitral stenosis	二尖瓣狭窄
MYO	myoglobin	肌红蛋白
NE	norepinephrine	去甲肾上腺素
NEC	necrotizing enterocolitis	坏死性小肠结肠炎
NIPPV	noninvasive positive pressure ventilation	无创正压通气
NIRS	near-infrared spectrum	近红外光谱
NIV	noninvasive ventilation	无创通气
NPDS	National Poison Data System	美国中毒数据系统
NRS	numerical rating scale	疼痛数字分级评分法
NSE	neuron-specific enolase	神经元特异性烯醇化酶
OCT	optical coherence tomography	光学相干断层扫描
OHCA	out-of-hospital cardiac arrest	院外心搏骤停
OI	oxygenation index	氧合指数
OM	the obtuse marginal branch of the coronary arteries	冠状动脉钝缘支
$PaCO_2$	partial pressure of carbon dioxide in arterial blood	动脉血二氧化碳分压
PaO_2	partial pressure of oxygen in arterial blood	动脉血氧分压
PC	polycarbonate	聚碳酸酯

附录　常用 ECMO 术语表

续表

英文缩写	英文全称	中文释义
PC-ECMO	postcardiotomy extracorporeal membrane oxygenation	心脏术后体外膜肺氧合
PCI	percutaneous coronary intervention	经皮冠状动脉介入治疗
PCT	procalcitonin	降钙素原
PCV	pressure control ventilation	压力控制通气
PE	pulmonary embolism	肺栓塞
PEEP	positive end-expiratory pressure	呼气末正压
PFC	persistent fetal circulation	持续性胎儿循环
pH	potential of hydrogen	血液酸碱度
PI	pulsatility index	搏动指数
PiCCO	pulse indicator continous cadiac output	脉搏指示连续心输出量监测
Ppeak	peak airway pressure	气道峰压
PLR	passive leg raise	被动抬腿试验
PLT	platelet	血小板
PMP	polymethy lpentene	聚甲基戊烯
PPHN	persistent pulmonary hypertension of newborn	新生儿持续性肺动脉高压
PPS	Padua prediction score	帕多瓦预测评分
PS	pressure support	压力支持通气
PSV	peak systolic velocity	收缩期峰值流速
PTCA	percutaneous transluminal coronary angioplasty	经皮冠状动脉腔内成形术
PTSD	post-traumatic stress disorder	创伤后应激障碍
PTT	partial thromboplastin time	部分凝血活酶时间
PVC	polyvinyl chloride	聚氯乙烯
PVPI	pulmonary vascular permeability index	肺血管通透性指数
RA	right atrium	右心房
RASS	Richmond agitation-sedation scale	里士满躁动-镇静量表
RCA	right coronary artery	右冠状动脉
RCT	randomized controlled trial	随机对照试验
RDS	respiratory distress syndrome	新生儿呼吸窘迫综合征
RI	resistance index	脐动脉血流阻力指数
RNA	ribonucleic acid	核糖核酸
ROSC	return of spontaneous circulation	自主循环恢复
RP	relapsing polychondritis	复发性多软骨炎

英文缩写	英文全称	中文释义
RR	respiratory rate	呼吸频率
RRI	renal resistive index	肾动脉阻力指数
RRT	renal replacement therapy	肾脏替代治疗
RSBI	rapid shallow breathing index	呼吸浅快指数
rSO$_2$	regional brain oxygen saturation	局部脑氧饱和度
RSV	respiratory syncytial virus	呼吸道合胞病毒
RVFAC	right ventricular fractional area change	右心室面积变化分数
RVSP	right ventricular systolic pressure	肺动脉收缩压
SAMU	Service d'Aide Médicale d'Urgence	法国院前急救体系
SBT	spontaneous breathing trial	自主呼吸试验
SFA	superficial femoral artery	股浅动脉
SIRS	systemic inflammatory response syndrome	全身炎症反应综合征
SMA	superior mesenteric artery	肠系膜上动脉
SOFA	sequential organ failure assessment	序贯器官衰竭评估
SPE	surgical pulmonary embolectomy	肺动脉栓塞取出术
SpO$_2$	percutaneous arterial oximetry oxygen saturation	经皮动脉血氧饱和度
STEMI	ST segment elevation myocardial infarction	ST段抬高心肌梗死
SVC	superior vena cava	上腔静脉
SvO$_2$	mixed venous oxygen saturation	混合静脉血氧饱和度
TAAD	type A aortic dissection	急性A型主动脉夹层
TAPSE	tricuspid annular plane systolic excursion	三尖瓣环平面收缩期位移
TBAD	type B aortic dissection	复杂型B主动脉夹层
TBil	total bilirubin	总胆红素
TCD	transcranial doppler	经颅多普勒超声
TCI	target cardiac index	目标心脏指数
TEVAR	thoracic endovascular aortic repair	胸主动脉腔内修复术
TTM	target temperature management	目标温度管理
TV	tidal volume	潮气量
UGCT	ultrasound-guided compression therapy	超声引导下压迫疗法
UGTI	ultrasound-guided thrombin injection	超声引导下凝血酶注射
VA	veno-arterial	静脉到动脉
VA-ECMO	veno-arterial extracorporeal membrane oxygenation	静脉-动脉体外膜肺氧合

附录 常用 ECMO 术语表

续表

英文缩写	英文全称	中文释义
VAV-ECMO	venous-arterial-venous extracorporeal membrane oxygenation	静脉-动脉-静脉体外膜肺氧合
VF	ventricular fibrillation	心室颤动
VILI	ventilator-induced lung injury	呼吸机相关性肺损伤
VIS	vasoactive-inotrope Score	血管活性药物评分
VO_2	oxygen consumption	氧消耗
VT	ventricular tachycardia	室性心动过速
VTE	venous thromboembolism	低风险静脉血栓栓塞
VV	veno-venous	静脉到静脉
VV-ECMO	veno-venous extracorporeal membrane oxygenation	静脉-静脉体外膜肺氧合
WHO	World Health Organization	世界卫生组织
Willis 环	circle of Willis	大脑动脉环